XINLI MIJUE

心理秘诀

Hidden Motives That Defeat Your Goals

影响目标实现的六个潜在动机

（美）詹姆斯 R. 鲍 ◎ 著

张真　王晓丹 ◎ 译

U0312710

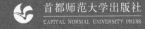

首都师范大学出版社
CAPITAL NORMAL UNIVERSITY PRESS

图书在版编目(CIP)数据

心理秘诀：影响目标实现的六个潜在动机 /(美)鲍(Baugh, J. R.)著;
张真,王晓丹译.—北京:首都师范大学出版社,2012.9
ISBN 978-7-5656-0993-0

Ⅰ.①心… Ⅱ.①鲍…②张…③王… Ⅲ.①心理调节–通俗读物
Ⅳ.①R395.6-49

中国版本图书馆 CIP 数据核字(2012)第 219436 号

Six Hidden Motives That Defeat Your Goals by James R. Baugh
Copyright © 2003 by James R. Baugh
This edition arranged by Big Apple Tuttle–Mori Agency, Inc.
Simplified Chinese edition copyright © 2008 by Capital Normal University Press
All rights reserved.
版权登记号 图字:01-2008-5170

XINLI MIJUE YINGXIANG MUBIAO SHIXIAN DE LIUGE QIANZAI DONGJI
心理秘诀：影响目标实现的六个潜在动机

(美)詹姆斯R.鲍 著 张 真 王晓丹 译

首都师范大学出版社发行
地　　址　北京海淀区西三环北路 105 号
邮　　编　100048
电　　话　68418523(总编室)　68982468(发行部)
网　　址　www.cnupn.com.cn
三河市博文印刷厂印刷
全国新华书店发行
版　　次　2012 年 10 月第 1 版
印　　次　2012 年 10 月第 1 次印刷
开　　本　710mm×1000mm　1/16
印　　张　15.75
字　　数　233 千
定　　价　35.00 元

献给我的妻子埃斯特。你一直支持我。

致　　谢

感谢那些向我提出建议的人,他们为本书作出了贡献。他们告诉我什么理论有用,什么理论没有用。谢谢我的编辑。

目　录

引　言

　　我来到我的候诊室，希望能见到玛格丽特和山姆，一对来做婚姻咨询的新夫妻。但只有玛格丽特在，她说山姆迟到了，而她不想他不在就开始。

　　山姆一到，这对夫妻走进我的办公室，一边还争吵着山姆的拖拖拉拉。"你不想来，所以故意迟到。你总是这样，用消极的态度来伤害我。"玛格丽特说。

　　"你只说对了一半。我是不想到这里来，不过，那是因为你见到我就要埋怨，抱怨我搞乱了你的生活。我是迟到了，不过那是因为高速公路上堵得厉害，我花了十五分钟才赶到这里。"

　　"我抱怨是因为你是我见过的最糟糕的家伙，"玛格丽特说，"每天你都要把什么东西搞糟，就像今天迟到。而且你总有理由，是不是？"

　　"你也总是能找出理由来指责我，是不是？"

　　他俩这么来来回回地吵了几分钟，为他们之间的麻烦相互责备。我打断他们："帮个忙，让我知道你们两个人期望从今天的会谈里得到些什么呢？"

　　玛格丽特先回答说："我没期望今天我们可以解决问题，我来这儿是要处理我的婚姻的。"山姆同意。

　　"想想从会谈开始到现在都发生了些什么。你们是在处理你们的婚姻吗？"我问。

　　"是的。"山姆说。

　　"我们正在努力解决我们的问题，改善我们的婚姻。"玛格丽特也说。

　　很明显，两个人都有目标，都希望改善他们的婚姻，但他们的行为却都显示出一种动机，那就是尽量降低自己的责任，同时希望对方有所改变，以使婚姻关系得到改善。动机是一些为感受所左右的惯常行为模式，它们通常是潜意识的。

在本书中，你会发现你的潜意识动机，并学习如何管理它们。你要学会如何表现得成熟，特别是在人际关系当中。成熟意味着知道如何应对在特定环境中发生的任何事件。人际关系的成熟是最难达到的。

常见于所有人的是这六种动机：

1. 遵从你的自我利益
2. 避免人际关系中的冲突
3. 保护你的个人现实图像
4. 让他人为你无法应付的情况来承担责任
5. 为你自己承担责任
6. 当你感觉无望时就屈服或者放弃

玛格丽特和山姆两人都认为他们是在积极地实现他们所声称的目标——补救他们的婚姻。但显然，他们的动机都是想让对方有所改变，承担解决问题的重担。这种动机的全名叫做尽量降低你自己的责任，尽量扩大他人的责任。目标是有意识的，而动机大多数时候是悄悄隐藏着的。这些潜意识的动机会扼杀意识目标，除非目标树立者具有管理动机的技巧。本书的前四个部分将探讨这些动机，而第五部分将讨论如何通过管理你的动机从而使你的行为成熟起来。

认识隐藏的动机

这本书讲的是什么样的动机在驱使着你，以及这些动机是怎样帮助或者妨碍着你。你可能会认为你知道你的动机。"我很清楚我想要干什么。"你可能会这样说。但动机通常是在你的知觉之外指导着你的行为。认真思考一下我们要在人际关系中保证安全的动机。从我们生命的早期开始，我们的智力就一直同生存竞争相连。同时，在捕猎大型野兽的时候我们还需要相互合作。今天，你需要满足你的竞争需求，同时不威胁到你对安全的人际关系的需求。在我们的近代历史中，不太具有体能天赋的男人可以通过观看竞技体育比赛来满足竞争需求。女人们，不管是否有魅力，可以通过时装来竞争。这些竞争都不会真正影响到关系。当今的世界上，越来越多的女人对观看体育运动感兴趣，男人也更认真地对待时装。关键在于，你可能没有意识到，你花费很多时间参与这两种活动的动机是竞争，而这种竞争不会对你的人际关系造成压力。

大多数人都能辨别出这些不同的动机，但却认为它们是处于被控制状态。好消息是，如果你的动机妨碍了你的话，你会对它们加以管理。做到这一点的关键之处在于，你的责任动机要在心中进行对话。来看一下约翰和比尔的内心独白吧。当他们在向各自的公司做汇报时，都说了一些不正确的话，不过他们都立刻意识到错了。约翰的习惯是犯了错误的时候就原谅自己。他想："我很好。我们都会犯错误。我需要道歉，然后继续我的报告。"约翰可能会把注意力集中在汇报上。而比尔的习惯是一旦自己犯了错误，他就惩罚自己。他相信如果他对自己的行为足够厌恶，他就可能在将来少犯错误。实际上，他更可能犯别的错误。他想："我真是蠢。我可以看出老板的失望。他可能正在想办法解雇我！"比尔这时的动机是想办法降低自己的责任。他责怪他的秘书给了他错误的信息，责怪他的妻子昨天晚上请客，让他没时间浏览他的报告。他对别人的责怪只能带给他暂时的轻松。然而，他仍旧认为他会成为他的错误的牺牲品，并为此感到焦虑。

你可以期待什么

本书包括五个部分。第一部分展示的是，你要为维持日常生活的安定而做的努力，以及确认你的个人现实图像的动机。第二部分是有关你的需求，你需要在你的社会需求和个人需求之间建立一种情感平衡。你的动机是追求安全的人际关系——避免冲突和被摈弃，和追求自我利益——满足你的欲望和需求。第三部分描述的是，面对生活中的情感危机你所做出的反应，或者选择自己承担责任的动机，或者选择将自己责任降到最低的动机。第四部分概述了在处理无望和无助情感时的一些健康或不健康的方式，以及屈服或放弃的动机。本书的最后一部分是关于情感的成熟，以及提高你应对生活中的困难的能力。动机管理上的任何改善，都有助于你的成熟。最后这一部分提供了一种方法，可以帮助你成熟地处理你生活中的问题。

将动机带到意识中来

动机在绝大多数时候是潜意识的。要将动机带到意识层面，并对其进行管理，就要识别出与动机相关联的各种行为。你需要熟悉这些行为，它们显示在图表1中。列在每种动机下的是由这种动机所引起的行为。在遇到本书中所讨论的各种动机时，查阅一下这张图表可能会对你有所帮助。

图表1 六种动机引起的行为

尽力扩大他人的责任，尽量减少你自己的责任的动机	亲自承担责任的动机	被自我利益所驱动	想要获得安全的人际关系的动机	想要放弃或者认输的动机	想确认你的个人现实的动机
因为情形超出了你的应对技能，你感觉自己是个受害者	解决问题，处理事务	对自己真实，是你本来的样子，感受你的情绪，并且表达你所感受到的	尽量减少人际关系上的问题，运用你的社交技巧建立新的人际关系	无法解决你的问题，并且相信其他人也解决不了	与那些分享你的个人现实的人交往
指责、批评、侮辱、使人困窘、威胁、恐吓	解决冲突	确定你想要的，并为之行动	和善、避免冲突、取悦、完美、寻求认可、寻求放心	没有希望，否认解决办法	寻求能支持你信念的证据
感到不安、受伤、恐惧、担忧、无助、困惑；悲切地抱怨，怪罪自己	与自己积极地对话；承认、安慰、鼓励、建议，激励自己	知道你要什么并要求得到它，知道你不喜欢什么，并且说出来	依赖、总是道歉、避免做出可能伤及别人的决定	憎恨自己，觉得丢脸，愤恨，情感冷淡，暴力，可怜，挫败感，无能为力	否认质疑你信念的证据

躲避、否认、让自己忙忙碌碌、找借口、退缩、不在乎、幻想、回避	分析形势，识别出导致问题发生的非本质性行为	自然，快乐，有趣，亲密	开玩笑、逗弄，掩盖弱点，回避亲密，装假	孤独，隔绝，被抛弃	虽然结果是负面的，但还是重复那些行为
没有能力解决问题，人际关系恶化	直面自己，激励自己做得更好，或者，如果处理不成熟，会使你感到：受到不公正的对待，被漠视，不重要，被指责，被贬低，羞辱，被拒绝，不讨人喜欢，不舒服或无能为力	给予自己空间和时间而不感到内疚以自我为中心，易冲动，常引起人际关系问题了解自己，并且能够保持自己的本来样子	规避风险，更努力，解救他人公平用"我可以、我应该、我想、我尽量"为说辞来找借口以"你知道吗?""你明白吗?""你了解吗?"或者"这明白吗?"等问话获得信心试图做一个你认为应当那样的人，而不是你现在的样子	陷入困境，左右为难如果成熟地处理，能承受无能为力感，通过哀伤处理并宽恕	如果成熟地处理，当行动没有带来你想要的结果时会愿意改变

影响你日常生活的各种动机

是什么激励着人们？你被很多不同的事物吸引着，于是产生了管理自己行为的需求，以便获得想要的结果。为了理解这些动机，你需要将它们分类。动机驱动着你的行为。你的动机和满足这些动机的方式可以将你带至情绪的顶峰，也经常使你感到绝望。仔细考虑一下你生活中的这些动机：亲自承担负责和它的反面；面对你生活中的问题，你尽力降低自己的责任，同时尽量扩大他人的责任，而这导致对他人加以指责。另外两种相反的动机是，得到你想要的东西的欲望——自我利益，和避免人际关系的冲突或被拒绝、以获得安全感的动机。放弃的动机会在你情绪最低落、感到无助、无望的时候找上你。抑郁通常是这种动机的一种外在表现。最后的那一种动机，确认你的个人现实，使你相信你拥有一幅能够指引你人生的精准的图。

动机选择通常是一种习得的习惯性功能，由某种特定的情境激发，通常在你的意识之外。要想有效地达成你的目标，你就必须将你的动机带进意识层面，有意地行动而非习惯性地行动。在你形成一种新的、有效的习惯之前，你必须更受目标的指引。

你的动机会与你的目标相左吗?

动机和目标可以是相同的，但也经常不一致。你的目标通常反映的是你认为自己应该想要的。你可能会意识到你的动机，但大多数时候你并没注意到它们。然而，你的动机总是可以从你的行为中观察得到。一个对自己的生活有个五年计划的人可以清楚地解释这个计划，但是，如果五年之后，那个人并没达成那个目标，他或她可能理解不了失败的根源。很可能这是因为潜意识动机挫败了意识层面的目标。

动机是驱使你采取行动的内心需要或欲望。目标是你心中的意图或者目的。你心里可能有一个被内心需要或欲望挫败了的意图。你可以通过观察那些会挫败心中意图的行为来诊断这种情形。比如说，我的目标是重建受到损害的和老朋友的关系，但是我的情绪却使我让我的这位朋友对他自己过去的所作所为感到愧疚。因此，我的动机和行为就是要让我的朋友感觉难受。在这种情况里，我的目标和动机就是矛盾的了。如果我的目标是合作，并且我的行为也是令人愉快的，那么我的目标和动机就是一致的。我说我想要为解决自己的问题负起责任，但我的行为反映出我是在放弃，或者我似乎是在为我的问题而责备他人，让他们承担责任。

一个潜在的动机可能刺激你设定目标。如果你的有动机的习惯性行为不能满足你的需要时，每一动机都会随之产生相关联的目标。比如，当你企图摆布他人情感而导致冲突发生时，你可能会设定一个学习解决冲突的目标。如果你的动机是让别人承担责任来解决你的问题的话，那么这时最大的可能性是因为你不知道怎么解决这些问题。一个非常成熟的人会设定第一个目标，放弃指责，然后设定第二个目标，学习如何解决问题。动机总是比目标更原始。

当你的动机是自我照料时，你可能会设定目标学习承担责任，并发展技能来决定什么对你才是最好的。你必须懂得如何管理你的思维，中止那些导致你不想要的后果的重复性行为。

你的保持安全的人际关系的社交动机，需要你懂得在怎样的情况下你是侵犯了他人。相互尊重、相互信任和和睦相处是保持安全和可信的人际关系的基本条件。确认你的个人现实图像是一个潜在动机。因为没有人拥有完美无瑕的图像，所以你的客观环境经常地威胁你的个人现实。

你的放弃或者屈服的动机看起来像是一个没有价值的抉择。不过每个人都会面临丧失和失望，那是你无力改变的。一个重要的目标是知道怎样从这种丧失当中恢复过来。

一些目标直接与动机有关，并且这些目标有助于你管理那个动机。因此，把你潜意识里的动机带进意识层面，设定一些目标，养成新的习惯来协助你管理那些动机是非常重要的。当你的行动妨碍你完成你想要做的事的时候，你会感觉失控。你为什么会在这么复杂的目标和动机下进行活动呢？通常，一种行为是有意义的，而与其相反的另一种行为却会带给你暂时的放松或者欢愉。这样，你就必须在两种行为间做出一个选择，是选择明智合理的还是选择带来舒服感觉的。人们经常选择的是立即获得满足而不是长远目标。正是这一选择产生了问题。

引言这部分强调大多数动机都是潜意识的。不过有些动机是比较显而易见的。责任动机表达了你照料自己的一些方式。你早在小时候就学会了这些手段，只是自己不知道。然而，这种负责任行为中的许多都涉及策划、决定、创造性地思考和目的，这些都需要意识。当你被自我利益的动机驱动的时候，你可能会设定目标去获得你想要的。不过，你的很多欲望和需要都是下意识的，有一些是生理上的，另外一些则是情绪上的。当你在关系当中寻求安全感的时候，你可能会意识到你的社交行为，但是不大会意识到驱使着你的基本信念和期望。虽然你可能声称你想要放弃，但是你说服自己不要放弃的方法则可能完全不被你所知晓。人们很少了解限定他们承担责任解决自己问题的那个动机。当被迫面对这样的责任的时候，他们常常会否认。最终，你的个人现实图像就模糊不清了。大多数人说他们知道他们信仰什么，但经常发生的是，他们并不把由信念产生的行为与他们自己声称的信念联系起来。你的信念系统参与所有其他动机。你的个人现实图像构成了一间小房子的墙壁，你在那里面表达你的动机和目标。

从一个动机转向另一个动机

在某种意义上说，每个人都有多种人格。就是说，在某一特定时刻，你可能用这种方式对待生活，而在另外的时刻，则是完全不同的另外的方式。这种转换可能在很短的时间里就会发生，也可能你会在一个角色里停留较长的一段时间。由于你的动机发生变化，你就会自动地，而不是由意识来决定地，去承担那些有目的的角色。这本书就是要帮助你学会如何在有意识状态下，在牢记你的长期目标的同时，决定你想要使用什么样的方法，去加强沟通，满足你的需要。就像前面提到的，从动机所产生的行为中我们可以辨别出六种动机源。你可能会积极主动地去关注你的自我利益(表达你的感受、获得你想要的)，寻求安全的人际关系(避免冲突和拒绝)，将责任转移给其他人(指责)，感到绝望(放弃)，承担照料自己的责任(自我对话并解决问题)，或者相信你知道什么是对的(与那些分享你的信念的人交往)。有效率的人会管理这些动机，使它们与自己的个人目标相一致。

在写这本书的时候，我是在与你——我的读者进行沟通。当我坐在书桌前打字的时候，我可以按照我的愿望和需要去做事，而不用考虑你可能会怎么想。你不会对我造成任何直接威胁。但假如你是坐在我的办公室里，我的行为会不一样。我可能会在你的脸上寻找赞同或者让我放心的暗示。我会积极地寻求交流中的安全感。

但如果你直接抨击我的假设，我会怎么办？依据我的动机，我可能会转向解决问题（为我自己承担负责）或者进行防守，并把责任推回给你。假如我以负责任的方式行动，我可能自己会想："我的听者没明白。我得用另外的方式来说。"

假如我因为自己的不愉快而责怪你，我可能会想办法让你觉得自己很愚蠢："我很想知道你上学上了多久。我已经把这同一件事情跟很多人讲过了，所有人都懂。"出于同样的这种角色，我还可以制造借口来获得同情："抱歉，昨晚我没睡着，今天状态不好。"如果你的抨击和论据很有说服力，我可能并不理会你正在说的并换一个话题，以保护我自己的信念。

如果与你的对峙让我感到绝望，我可能会放弃、后退。我会觉得羞耻和无能为力。我可能会责备我们两个人，并感觉没有希望："我没法把我所知道的东西表达得让你理解，不管我用多少方法去解释你也明白不了。没有希望。"于是我会主动地放弃。

不过，有的人对动机这个概念有着不同的想象。这些人相信，合乎情理的动机意味着做那些他们认为正确的事情。有个父亲形容他的儿子彼得是"完全没有动力"。让他解释的时候，他回答说："在家里的时候，他待在自己的房间，听很响的音乐，或者在电话里聊天。我觉得他在吸毒。"这位父亲认为"动力"就是做他认为重要的事情的愿望。彼得的目的是与家人分开，在电话里聊天或者听音乐，抽大麻。对他的行为的更加准确的描述是自利。人们被自己的价值和目标激励着。别人的价值和目标不会成为他们的动力。

你的动机的源头

　　动机是那些发展出来的有助于你生存的惯常行为模式。从出生时起，你的存活就有赖于让别人知道你的需要和欲望。婴儿使用某种特定的声响、动作和表情，很早就学会了告诉别人他们自己的需要。更准确地说，成年的养育者，特别是母亲，学会了给婴儿的表情赋予意义。因此，第一个动机是自利。

　　有时候，养育者没有因为婴儿的需要信号而一跃而起。这种被遗弃感激发了婴儿的求生本能，它便进入被动－受害者动机。婴儿用痛苦的啼哭表达他的悲伤，这种啼哭明显不同于它的最初的为食物、换尿布或者关注的啼哭。这种痛苦的啼哭是绝望的。

　　到两岁时，学步的幼儿开始寻求独立，想要自己做一些决定。这种需要使他们具有了竞争性。他们可能开始打人，对父母说不。他们开始学习具有攻击性的行为，这是"麻烦的两岁"的特征。当学步的小孩继续长大，开始学说话时，他们会说："你坏"或者"你讨厌"。他们决心让照顾他们的人感觉难受，这样那些大人就会把他们想要的东西给他们。

　　到三岁时，儿童已经懂得通过合作而不是竞争获得更多的东西。他们学到了社交技巧，发展出了安全感动机。他们懂得了要想得到他们想要的东西就得按照别人的要求去做。他们尝试服从别人对他们的期望。有时候，他们无法控制他们的需要，他们的安全感就受到了威胁。他们学着隐瞒他们的行为，以便重新建立安全感。一项研究显示，小孩子通常不隐瞒他们的感受，但是经常为他们所做的事情撒谎，以避免批评或者惩罚。

　　当孩子长大，他们开始模仿他们的养育者。这一模仿过程需要无条件的爱。如果早期养育者总是采取批评、设限或者其他会产生负面后果的行为方式，儿童可能会变成一个总是自我批评的人。为了使孩子社会化，养育者经常是很严厉的。儿童可能会遵循这种有害的方式，

　　心理秘诀：影响目标实现的六个潜在动机

相信这么做能让他们安全。他们正在发展他们人格特征中的尽责角色，其发展结果最终将变得非常复杂，而且这个成长过程会伴随其终生。

儿童经常被阻止得到他们想要的东西。他们可能会表现出放弃的动机，会感觉没有能力去采取纠正行动。他们会觉得无助，走投无路和孤独。有时候，放弃是有益的，这让你能够继续生活，允许你把力量放在能够实现的目标上。如果你在生活的所有方面，不是一个方面，都觉得无望，那可能是发生了严重的抑郁。你通过在心中产生一张现实图像来总结你的所有经验。要有前进的勇气，你必须相信你的图像是准确的。成熟就是在你的图像中发现错误，并修正它们。

逻辑与感觉

你能够学会平衡动机和目标，让它们丰富你的生活，而不是让你感到无助和失控。感觉(动机)是重要的，但是它们也能把你引入歧途。逻辑推理产生的目标是最好的，除非那是基于一个错误的演绎。没有情感的逻辑会剥夺你的人性、悲悯以及同情的能力。

第一部分　安　全

图表 2

确认你的个人现实的动机

花时间和精力去确认你的信念、价值和期望，同共享你的现实的人交往。

完善你的个人现实

随着你的成熟，你修正你的个人现实以符合你的经验。

你的个人现实是指你如何看待你自己，你是如何相信你的行动会使你的目标得以实现的。它是你译解你的生活环境，管理你的生活的图像，是你认为事物"应该"怎样的图像。别的人可能会有相似的图像，但没有哪一份是你的图像的精确复制品。你通常会与有相似的图像的那些人交往。如果你的译解和管理与现实十分接近，你的经验就会得到更新。但你有关事物原本应该怎样的信念可能并不总是使你受益。比如，你可能会有一些限制了你的关于你自己的信念。你不喜欢这些限制，但是你却宁愿选择它们而质疑你的图像。任何事物，只要是对确认你的个人现实的图像构成威胁的，都可能引起你的焦虑。

确认你的个人现实图的动机

　　将人类与低等动物区分开的特征之一，是我们把我们的文化传递给后代的能力。这是一个非常重要的区别。低等动物遵从本能，虽然也可能会有模仿，但它们还是必须自行学习那些父辈已经发现、但无法轻易地教给它们的东西。而当人类从父辈那里学到了许多非正常功能的习惯行为的时候，却发生了问题。父母影响你的信念的方式不是奖励你，而是把你引入歧途。

　　信念和价值观对于人们的心理存在的重要性，有如食物、空气和水对人们的生理存在一样重要。对某些人来说，构成他们个人现实的信念非常坚固，难以改变。而另一些人的个人现实是随着经历而发生改变的。在最糟糕的情况下，你的个人现实图是混乱的。你不知道你是谁，不知道生活中你要往哪儿去或者不知道如何到达那里。你是在学习处理你生活环境中的各种问题的过程中成熟起来的。你的信念可能促进也可能妨碍你的成熟。构成你个人现实的那些信念一旦形成，那么，即便是存在相反的证据，你可能还是会为你的信念辩护。信念就是你坚信的一种想法。它可能接近事实，也可能远离事实。

第一章　个人现实

目标：你努力地不断扩展接近你的经验的个人现实。你的个人现实中的任何变化，一定是随着时间慢慢发生变化的，这样指引你的那些信念和价值观才能有一个稳固的根基。

限制了你的信念

这里讲一个关于信念的故事，说的是一头大象。这是个老故事，我听过好几次，但是我再次听到它时，是我正在指导的一个人讲给我听的。他说，当我告诉他，他的那些信念并不能帮助他时，他很困惑。他下次再来的时候说了大象这个故事，并说这个故事帮助他理解了我的建议。

印度的工人像我们在美国使用重型机械一样使用大象。年幼的大象必须学会遵从命令，不得试图逃跑。在大象还很小的时候，驯象人用结实的绳子把它牢牢地拴起来。年幼的大象试图挣脱，但是绳子太结实了。一段时间之后，这只大象就放弃了挣扎，它的意志被瓦解了。大象相信绝对没有机会解放自己了，它接受了对它的限制。对大象来说，这是一个决定性的时刻，它改变了它的一生。大象把新的信念当做真相接受下来。此后，尽管大象是一只庞大的动物，却被一根它能够轻易挣断的小绳子所控制。

在这个故事里，大象在自己的心中创造出一条绳索，它被自己的这个信念束缚住了。你的信念也同样会束缚你，但是好消息是你可以改变那些对你没有帮助的信念。

导致问题产生的信念

在你的信念与他人一致的情况下，你会很自信。当你的信念和别人发生冲突，或者你所相信的与你观察到的事物之间有了分歧，你会体验到焦虑。这种焦虑会促使你给自己增加一个新的信念，这个新信念会使原本不协调的那些信念达成一致。想象一下一个婴儿是如何获得他刚降生于其中的这个世界的信息的。初期的信念是父母就像上帝——绝对可靠而万能。婴儿的生命完全依赖于他周围的这些大人物。他想要换尿布、奶瓶或者抱起来时，他就哭。但如果他的妈妈对他的哭声没有反应，他的需要就受到拒绝了。一段时间之后，他可能在认识他的父母方面添加了一个新的信念：我不是我妈妈优先考虑的对象，我不重要，也不被爱。

这是有些令人不愉快的想法，但是他的基本信念仍然不相互冲突。生命继续发展着，他对他的周围环境有了更多的了解。当他年纪更大些，可以去看望朋友的时候，他会发现一些烦扰他的事情。他发现，父母们爱他们的孩子，照料他们的孩子。在他正在了解的诸多事实中，有三个事实是说不通的：（1）父母们永远不会错；（2）他的妈妈不爱他；（3）父母们爱他们自己的孩子。这些不都是真的。如果他完全能如厕，可他开始遗尿，这可能是他苦恼的症状。

这种苦恼有激励作用。儿童是凭直觉的，于是他开始寻找解决这种冲突的方法。最终，他会建立一个新的现实，使他那些相互矛盾的信念有意义：我是一个特别的孩子，不讨人喜欢。这就是我妈妈不爱我的原因，虽然她是一个母亲，而父母亲都是爱他们自己的孩子的。没有人会爱我。

这个令人不愉快的解释使他不一致的信念和谐了，带来了缓解。但问题是，他必须经常地证实这种不受欢迎的身份，以避免焦虑发作。比如，当这个小孩——让我们叫他唐——六岁大的时候，一个和他同龄的男孩搬来成了邻居。这个邻居男孩骑着自行车沿人行道过来，他发现了坐在门廊台阶上的唐。

"你好，"新来的人打招呼说，"我叫比利。你呢？"

"从我家的院子里出去。"唐回答说，同时捡起了一块石头。

"我不喜欢你。"比利回敬道，骑车离开。

唐证实了他的个人现实，但是哭着进了家门。

"怎么了？"唐的妈妈问他。

"一个新来的男孩刚才沿街过来，他不喜欢我。"

"真奇怪。为什么呢?"

"嗯,我让他从我的院子里出去,还捡起一块石头让他知道我没开玩笑。"唐解释道。

"你这个笨蛋,"他妈妈批评道,"这样是交不到朋友的!"

他的妈妈巩固了他的这个信念:他不讨人喜欢。

接受那些成为你个人现实的核心信念和价值

了解你如何评估现实是十分重要的。至少有六种评估方式,你可能偏爱其中一种胜过其他,或者同时用几种方式来测试现实。

感官体验

个人体验在你的信念发展过程中是一个重要的因素。想想使徒托马斯,当他听说基督死而复生时说道:"除非我看到他手上的钉痕,让我把手指放在那些伤疤上,让我的手摸着他,否则我不会相信。"在我们看到、听到、触摸到、品尝到或者是闻到什么东西时,那肯定是真的。尽管魔术师在任何时候都可能愚弄大多数人。

情绪

情绪的条件反射作用对你的信念产生潜意识的影响。这种条件反射作用会使你以相同的方式对类似的事件做出反应。有些事的感觉是对的,另外一些则错了。

逻辑

你可能通过逻辑推理获得某些信念。也就是说,你可以让你的信念服从对真实性进行评估的各种理智测试。有的人相信某一种特定的方法,因为觉得那方法是对的,随后再弄出一个逻辑理由来支持那种感觉。

权威

你的很多信念,可能绝大部分信念,是从你生活当中那些可信赖的权威那里得来的。比如,有些读者在读过这本书之后可能会新添一两种信念。你的父母是最初的权威形象，强烈影响着你的信念。宗教领袖，《圣经》，老师可能教给你应该相信什么。关键在于，你所相信的大多数的权威，都依赖于比他们更早一些时候的权威，要追溯至源头并不现实。不过，如果一个和你没有关系的权威肯定你的信念的时候，你还是会更自信。

创造

你创造一些信念。听上去，这很奇怪，这些创造出来的信念当中有一些会演变成个人现实图中的有用部分。比如，在粗暴家庭里长大的女人，可能会在这些创造出来的信念的帮助下，长成一个健康成熟的成年人。也许她创造的信念就是电视剧《Andy Griffith Show》中的那些信念。她内化了安迪和比阿特丽丝姨妈的信念和价值观，并且很好地转化成外在行为。有些人会编造一些有关他们自己的故事，在故事中，他的形象是他希望展示给人看的那个模样，我和这种编造自己的故事的人进行过交谈。有一个人曾经承认，他有过一段难以回首的时日，那时候他如何伪装自己的生活，而真实情况却完全是另外一个样。

科学方法

通过试错法，你发展出某些信念。你根据自己的信念做出预测，按照信念行动，然后观察结果。当你发现不相符的地方的时候，你会重新考察你的信念。

前面关于唐的信念发展的例子是基于假设。我还有一个有关信念的真实的自己的例子。在这个例子中，我从我的家人那里得到的一个信念导致我和我的妻子埃斯特发生第一次激烈的争吵。当时我们家里添了一名新成员——一条小狗。那天晚上晚饭后，我收拾起剩饭，放在小狗的饭碗里。我妻子看见了，说："别把那个给小狗。那对它不健康。"我们家至少有三代人养过各种动物，我们一直用剩饭喂我们的宠物。我立刻大发雷霆。

"真可笑。狗吃这个长得很健壮！"我吼道。

"你愿意的话，明天我们打电话给兽医核实一下。"我妻子建议道。她那么说的时候，我知道她是对的，但我不肯让步。我们吵起来，怒气冲冲地上床睡觉。

第二天早上，我很尴尬。我花了一些时间来审视自己的行为。埃斯特只是给了我维护我们宠物狗的健康的有关信息。但是我认为我听到的，是她在说我们整个家族在饲养动物上具有错误的观念。她威胁到了我以前从未表达过或者多想过的一个信念的正确性。这件事本来不应该是什么大事情，但我感觉它是至关重要的，我的反应很强烈。每个人都有认为自己是正确的这样一种需求，以此来保护他们的各种个人现实。对某些人来说，这是一种孤注一掷的信念，而对其他人来说这只是造成麻烦的信念。因为孤注一掷，犯错误就不是一个可选项了。

在婚姻咨询中，我经常听到夫妻两人为鸡毛蒜皮的事情争吵。实际问题通常是他们各自的父母教给他们对同一件事情的截然相反的看法。

给你的生活造成很多困难的信念

有些信念是很多人共有的。一个权威人士，比如说你的父母，可能教给你一些信念。但是满怀爱心的父母有时教给你的信念会造成麻烦。当你的父母教训你的破坏性行为时，扭曲就发生了。父母在教训孩子时所采取的方式，会迫使他们的孩子迎合成人的习性——避免威胁，讨好父母，或者是强化父母已有的对一件事情的观念。这种教育方式会在孩子长大成人后引起问题。下面父母对孩子说的话就是这类例子，括号里是父母对孩子说的话的真实含义：[1]

- 不属于（你或者我们合不来——任何方面。）
- 不要认为（还是我来替你思考吧。）
- 你现在这样不行（我不喜欢这样。）
- 这不重要（不要邀功，你在自以为是。）
- 不必非要做到（你会不需要我。）
- 不要觉得（别让我感觉不舒服。）
- 不要在感情上那么亲近（那让我不自在。）
- 不好玩（快点长大；我需要你的帮助。）
- 不要那么老成（像孩子这样挺好，一直依赖我。）
- 不存在（这个家没有你会更好。）

●不是为了健康（不管是身体上还是心理上，因为我想要照顾你。）

有这样一个例子。有一个小女孩和她的酗酒的单亲妈妈一起生活。当女儿带着问题从学校回到家时，她妈妈在那天晚上就不喝酒。相反，她教育、辅导或者是安慰她的孩子。但是这个聪明孩子的问题却越来越多，并且一直困扰她到成年。最终，她嫁给了一个酗酒的人，那个人在她遇到麻烦的时候喝得更多。

妨碍问题解决的信念

你的关于你自己的信念，通常来自于你童年时期的一些判断，它们可能会妨碍你获得成功。当你觉得在解决日常问题时受到阻碍，可能是因为信念的原因，而这个信念应该改变：

●我出现这样的问题是应该的。

●彻底解决这个问题对我来说并不是没有风险的或者是有益的。我担心有什么更糟糕的事情会发生在我身上或者我所在乎的人身上。

●对我来说，要解决这个问题是不可能的。我不知道该做什么或者怎么做。

●我不想做那些为解决这个问题所必需的事情。

●如果解决了这个问题，我会觉得失去了重要的东西。这的确是一个问题，但我能从中获得补偿，而这对我来说比存在问题更重要。

●如果解决了这个问题，我就丧失了我的特征。它已经成了我性格的一部分。

扭曲你的现实的思维方式

妨碍问题得到解决的另一个障碍与一些思维方式有关，它们使你不能很好地面对这个世界。如果你认同下面那些信念，那么你就是在扭曲现实。

僵硬的思维方式

你需要评估你安排生活的方式以便使自己感到安全。如果你把人和事件简单划一地进行归类，比如或者好或者坏，而不能容忍妥协与中庸，你就是在强迫自己用一种武断的思维方式来考虑问题，而这削弱了你对现实的认识。生活中大部分事情都不是可以这样清楚地归类的。生活并非只有黑和白，更多的是灰色。

悲观的思维方式

如果你总是放大你生活里的负面因素，缩小积极因素，你就会自怜，会感到无能为力和没有希望。有些人相信，如果你预料到最坏的结果，那你就不会失望。然而，如果最坏的结果没有发生，你依旧会不必要地感觉不好。这和你总是预料生活中会有灾难发生有关。在这种情况下，你把真相中的一小部分——可能会出问题的一点迹象——忧虑成一场严重的灾难。你总是忧心忡忡："如果……的话"，而这样的事情却是极少发生的。

相信你有特殊的力量

如果你相信你能够准确地判断出人们对你的看法和感觉，而不用他们告诉你，那你是在歪曲现实，你是在相信你有强大的直觉。大多数这种直觉往往都是负面的。如果你认为大多数人都对你持负面看法，你就应当怀疑你的信念了。

有些人认为他们拥有另外一种特殊力量，即认为他们对自己身边的每一个人的痛苦或者快乐负有责任。或者相反，你认为你的快乐有赖于他人，当他们让你不愉快时，你必须能够改变他们，或者通过施压，或者施展魅力。

抛弃了你的力量

当你觉得无助，感觉受到伤害，或者是觉得被他人或者什么事件控制住了的时候，你同样也是在扭曲现实。你的负面思维方式强化了你没有能力的感觉："我不知道我是谁，我想要什么，我有什么感觉，我怎想，或者我要去哪里。我不喜欢我自己。我不能满足周围环境对我的要求。我很敏感，容易受到伤害，我谨慎而且多疑，恐惧或者愤世嫉俗，我与他人格格不入，我依赖别人，我总是怨恨，爱冲动，爱犹豫不决，太过担心，或者太容易被利用。"

如果上述任何描述适用于你，你便会感觉到没有信心，很无能为力。这些感觉和想法通常源于你的过去经验。在解决问题时，这些自我认识都指向你的问题的根源。

不公平

你可能对于不公平的事情特别地敏感。为此，如果别人，有时候是大多数人，与你有不同观点时，你却没有一点印象。当然了，你周围全是不公平。结果就是，你越是主张你的公正，你就越远离现实。

感觉是金

有些人不受常规和逻辑的约束，而只接受他们的感觉的指引。如果他们觉得某种方法好，那它一定是对的。这种指引系统导致糟糕的判断和失误。这些人通常善于利用形势获取利益，而在面对结果时会发牢骚。

出错不是一个可选项

当你难以抑制地一定要竭尽全力证明自己是对的，你有可能是在扭曲现实。这种行为会引起不必要的人际关系问题。

你的个人现实图

上面的这一系列信念在一般人群当中广泛存在，其中可能包括一些属于你个人的信念。下一步，要去认识你的个人现实图。这不大可能通过列出可能存在的信念来实现。要完成这个任务，最好的办法是问你自己一些问题。不是仅仅想象答案，而是要你把你的回答写下来，因为后面你还要参考它们。下面的问题中，一些与你对你自己的看法有关，而另外一些则涉及你对这个世界的信念，它如何运作，以及怎样最好地利用它来满足你的需要。

我是谁？我如何满足自己的需要？我怎样保证自己的安全和保障？我遵循怎样的指导原则来简化我的生活？我看重什么？

对我来说，什么是人间天堂？我如何主宰我的环境？我怎么训练自己？我生活的目标是什么？我酷爱什么？我想改变自己什么？

我做决定的基础是什么？关于生活，我确信的是什么？还有我自己？我会告诉我的孩子们有关生活的一些什么呢？

如果我继续沿着这条生活之路走下去，我会走到哪里？我最想要的是什么？我梦想什么？我如何知道我是一个成功人士了？小的时候，我想要自己长大之后做什么？我妈妈那时对我的期望是什么？我爸爸对我的期望又是什么？

我妈妈那时如何赞扬我？我爸爸如何赞扬我？我妈妈是怎么批评我的？我爸爸是怎么批评我的？我妈妈的主要建议是什么？我爸爸的主要建议是什么？哪些事是我希望我妈妈不那样做的？哪些事是我希望我爸爸不那样做的？

在我的大部分生活里，我曾有过什么糟糕的感觉？我想我可能会怎样死，在什么年龄？我的讣告怎么写？

这些问题当中有一些间接地揭示出你的信念。你要把你的信念带到意识层面上来，让你能够把这些信念与你所观察到的这个世界进行比较，并改变那些对你没有帮助的信念。

你的个人现实图包含两个主要区域：有关你本体的信念，和成功应对生活的方式的信念。要形成你的个人现实图，你必须甄别出约束了你的那些信念，也就是不能带给你想要结果的那些信念。给你的生活带来许多困难的某些问题信念，很多人都有，但它们却以某种方式对你形成了约束。如果你有其中任何一种信念，就应该把它们作为改变的目标。认真思考一下哪些信念正影响着你的生活。然后，再单独对每一个信念进行考察。这个信念对你有利吗？产生你想要的结果了吗？或者它限制了你吗？你要将那些限制了你的信念打上标记，以便加以改变。

改变一种信念

现在你已经甄别出了那些需要加以改变的信念，那么你怎么才能改变它们呢？首要的一点是，你必须坚信，继续依照这个信念去行动会给你带来麻烦。接下来，你必须确定，你对这种信念所产生的行为后果非常反感。这些条件会产生要求改变的情感上的承诺。

第二步是质疑旧的信念。这么做是因为，从一个不想要的信念转换到它的对立面的这种改变，通常不是一个永久的改变。也就是说，你欣然接受新的可取的信念并且享受你的成功，但是你的新信念不会是恒久的。你会发现新信念里包含瑕疵，或者是发现存在已久的旧信念的正确有效性，于是你会回到它的安全感里去。

质疑旧的信念似乎能够让新的信念在更长一些的时间段里被采纳。你要不带任何成见地从正反两个方面对一个信念加以论证。比如，莱娜想要改变她的一个信念：所有的男人都不可靠。在质疑这种看法时，她说："我知道要是采取一种绝对的态度，比如像说'所有的什么什么'，是很可笑的。不过，看看刚刚分手的和我同居的那个男朋友。突然地，他早上要开晨会了。他晚上确实和我在一起，可大多数的早上，他去和一个值夜班的护士见面。可是，我有一个最要好的朋友，她结婚已经好几年了，她的丈夫待她像个女王。嗯，不过也许是她还没有抓到他！我不得不提醒自己，我曾经跟一个看起来值得信任的男人约会过，我离开他是因为厌倦了。即便他对我撒谎说喜欢我的新发型。"莱娜抱怨说她做这个练习时感觉到了压力。她冲动地赞同这一面反对另一面，或者根本停止这个练习过程。幸运的是，她坚持了下来。[2]

现在，应该形成一个新的信念了。为了建立新信念，莱娜决定："在新的亲密关系里，我先给予对方信任，直到我确实观察到了背叛的证据。我不会对流言做出任何反应，除非有明显的证据。我不会对无害的失真话语太过认真，比如赞美我的外表，那些话可能完全是不诚实的。"你用来发展你的信念和价值观的方式有六种，你可以用下面六种方式中的一种或几种，来发现新的信念中的缺点和真实。这六种方式是：感官意识、情绪、逻辑、创造、权威和科学方法。然后，试着去否定旧信念，巩固新信念。最后，把质疑转移到新的理想的信念上去。一旦你接受了新信念，并证明它优于旧的，就想办法使其发挥作用。

另外一个方法与你的童年时期做出的判定有关。通过重塑判定，你可以修正那些有问题的信念。我修改了这些已发表了的方法以适应我的

体例:

    1. 甄别出无理性的行为——那些会导致负面结果的行动。

    2. 创造出一个能够解释那些无理性行为的信念。

    3. 适时地回顾有关这个行为或者信念的早期记忆。想象当时的场景。详细描述所发生的事情。那个场景如何导致这个信念形成?

    4. 回到现在,以成人的视角,给那个事件一个新的解释,并形成一个新信念,这个新的信念应该能够产生成功的行为。[3]

比如,山姆难以控制地只能和女人保持短暂的关系。在我们第一次会谈时,他描述了他的问题,用他自己的话说:"再有几个星期我就四十岁了,可我怕我永远都结不了婚和有小孩。每当和女友的关系发展到结婚是唯一合理选择的时候,我就变得焦虑不安。我开始失眠,胃痉挛。我总是不停地疯狂地想到,如果我结了婚,我就会杀了自己。于是我做一些会把女人赶走的事情。如果她不逃开的话,那么我就逃开。"

几个星期以后,山姆提出说他要停止治疗,因为看来改变是没有希望的。我要他形成一个信念,来理解他对待女人的这种行为。他想了一会儿,说:"如果连我自己的妈妈都不会因为爱我而留在我身边的话,那就没有女人能留在我身边了。"我要求他更多地解释一下这种信念。山姆说:"我记得我五岁或者六岁的时候,我正在和我的父亲一起看电视。他喝醉了酒,嚎啕大哭。他告诉我,我的妈妈不爱我们了,所以她不再和我们在一起。我想他是对的。在我大概两岁大的时候,她抛弃了我们。那时候我就判定了,如果我妈妈都不爱我,那就没有人会爱我了。"

"从你的成人视角看,这个信念依然是对的吗?"我问。

"我现在明白了,我妈妈那时精神失常了,"山姆说,"她患了偏执性精神分裂,一直待在州精神病院里直到死。"

"那么现在比较符合逻辑的信念应该是什么呢?"

山姆说:"不管女性对我做出怎样的反应,只和我有关,跟我妈妈离开我没关系。"

要把原有的旧信念转变到现在的新信念,山姆还要做很多的努力。改变一个信念不可能一蹴而就。你必须下决心坚持一个很长的阶段。

认知行为治疗

认知行为治疗（CBT）是发展最快的精神卫生治疗技术之一。它基本的观念是，一个事件会对你的感受产生影响，但由于你根据你的思想和信念对其进行了评价之后，这个事件便发生了改变。[4]那就是为什么面对相同事件的一些人却会有不同的体验。事情是这样的一个顺序：一个事件发生了，紧跟着的是你对这个事件的想法，你的想法引起一种感觉，然后导致一种行为。当你控制住自己的非理性思维的时候，你就控制住了自己不必要的坏感觉。CBT已经发展成为对焦虑和抑郁的优选治疗法。在对照研究中，这种治疗技术对这类疾患的治疗效果与药物相同。CBT对事件引起感受这样的一个假设提出挑战。这是个好消息，因为你是无法控制事件的发生的。

你的想法不是凭空冒出来的，它们是你的信念系统的副产品。CBT教你改变信念，你的那些想法都以这些信念为基础，改变信念是为了质疑你的想法的正确有效性。

阿尔伯特·艾利斯博士是这一技术的创建者，他曾经提到过许多非理性的观念或信念。你必须质疑这些信念。比如，艾利斯提到的这样的一个信念是，无论何时都能够获得别人的爱和赞同是绝对必需的事情。但如果一个朋友没有邀请你去参加一个聚会的话又会怎么样呢？你可能会觉得自己被抛弃或者被拒绝，也可能是自己不讨人喜欢。艾利斯建议你质疑这种非理性的信念："没有证据证明我必须被每一个人认可。要获得所有人的认可是不大可能的。"艾利斯的这项技术基于三个基本的观念：

1. 人类有时是要犯错误的，而你是一个可能会犯错误的人类。

2. 你是一个有时行为糟糕的人，但不是一个坏人。

3. 你对你的情绪和行为负有责任，也对行为导致的结果负责。[5]

你对你的信念负有责任，也有责任改变那些给你带来麻烦的信念。

第二章　改变导致负面后果的不必要行为

目标：如果你的行为给你造成负面后果，你也许不知道在相似的情形下该做些什么，但你绝对知道不该做什么。任何时候，只要你的习惯性行为不能带给你想要的结果时，你就需要在下一次做些不同的事情。

在前一章里，我详细叙述了信念的改变。信念是较宽泛概念的惯常行为的组成要素之一。有时信念的改变可能导致惯常行为的改变。其他的一些可变要素也可以改变或者削弱惯常行为。各种要素改变得越多，惯常行为就越弱，它也越发不太可能再次发生。

非必要的习惯和行为

当我读大学的时候，我的一个同学设计了一个附属行为研究——关联行为。他在志愿者们面前放了一个金属盒子，盒子顶部有四个按钮和一个能吐出一枚硬币的出口。他告诉那些志愿者："如果你能找到恰当的办法去按动这些按钮，你就能得到二十五美分作为奖赏"。多数参与者都能够给自己挣到几枚硬币。有些人不知道自己怎么做到的，好像只是偶然地成功了。但也有一些人则确信他们发现了门道，因为当他们重复他们的发现的时候，总是能够获得奖赏。问题在于，不管采用何种方式，这些人都成功了。其中一个人甚至相信拉一下他自己的耳垂就是行为模式的一部分。他认为，实验人一边儿偷偷地观察他，一边儿释放出硬币，并不是盒子里的机械装置在控制奖励。

实际上，给予奖励的过程是机械式的，依靠于计时器。当参与者按下按钮1，等待规定的秒数，然后按下第三个按钮，就会有一枚硬币滚出狭槽。在按下按钮1和按钮3之间的所有行为，是附属行为。也就是说，相对于它们发生的时间来说这些行动本身是次要的。但参与者还是相信他们各自发现的方式是谜题的唯一答案。在生活中，这些附属行为似乎产生了你想要的结果，但它们可能会导致问题。你情不自禁地重复某种给你带来回报的行为方式，但这种行为方式中含有可能给你带来有害影响的不必要行为。

比如，艾伦是一个消极被动的人，总是隐藏她的感受。她几乎不要求什么东西。但正是因为她很少得到她真正想要的东西，所以她积累了很多沮丧。一度，她无法再压抑她的怒气，她冲着家人喊叫。出人意料地，她的家人都围拢过来，问她他们可以为她做些什么。一开始，她因为自己的行为感到窘迫，不过她的家人好像反而用一种新的态度来对待她，他们依从她的要求。一段时间之后，她的脾气变得更坏了。她的家人认为她的行为改变与她绝经初期的激素变化有关。她要求自己想要的东西的行为是起作用的行为，而愤怒爆发是相关行为。对艾伦来说，为要使她的需要得到满足，这样一整套行为是必需的。

我曾经建议一个病人说，当你注意到你的行动没有带来理想的结果时，你就必须做点不一样的事。她下一次再来的时候说，在离开我的办公室之后，她马上就利用了这一建议。她一直有个习惯，在离开这座房子的时候要先去一下卫生间。她一直习惯使用第一个隔间。有一次，她发现隔间门上的锁坏了。结果，她不得不用手或者脚让门保持关闭状态。锁坏了很长一段时间，但她出于习惯继续使用那个隔间。这一次她问自己："为什么我要一直做一件让人烦恼的事？"于是她用了另一个锁没有坏的隔间。你会不会习惯性地重复那些带来负面后果的行为呢？大多数人都会。

一般来讲，大多数找我做咨询的人所面临的问题是，他们情不自禁地重复着会产生负面后果的非必要的行为。他们总是花时间和精力给自己的生活制造麻烦。在认识到后果之后，他们通常向自己承诺再也不会那样做了。然而，他们依旧。他们对自己软弱的意志力感到沮丧。多数人会采取一些不利于他们自己的行动。你屈服于你自己并不了解的强烈欲望。你甚至不能向你自己证明这个行为的正确性，所以你否认自己的责任，并为你所做的事怪罪别人。

为什么你会反复地做那些不利于你而不是有利于你的事情呢？习惯可能是一股强大而且难以控制的力量。当你处于习惯性行为当中时，你会感觉那是对的，即便你的逻辑思维清楚地知道并非如此。强大的感觉可以凌驾于逻辑思维之上。托马斯再婚已经有三年了。他总是想要控制住他们的亲密关系。他不停地核实他的妻子是否在他认为该在的地方。艾伦有一个九岁大的儿子，来自她的第一次婚姻。托马斯总是冲他大喊大叫，为了他的很小的违规行为而恐吓他。艾伦警告托马斯，她可以容忍他对她的控制，但如果他不能以合情合理的方式对待她的儿子，她就会离开他。在婚姻咨询时，托马斯同意让艾伦来管教孩子，艾伦则同意在鲍比应该受到惩罚的时候加以惩罚。一天晚上，鲍比从碗橱里拿杯子。结果杯子掉在地上摔碎了。托马斯从椅子里跳起来，冲他吼叫。鲍比吓坏了，对托马斯说："离我远点儿。你不是我爸爸。"托马斯失去了控制，一把抓住了鲍比。紧接着托马斯意识到自己违背了协议，立刻道了歉，但为时已晚。后来，他又因为暴怒和控制行为犯了一些其他"疏忽"。最终他的婚姻失败了。

任何行为，没有奖励的话，便不会持久。一定是有什么东西作为回报的。有时，一种行为带来的是一种不好的感觉，也许是愤怒或是自怜，而这种感觉被你认为是有价值的。你可能会认为这种观点很可笑，没有人会享受这些感觉。然而，强烈的愤怒就像服用了镇痛药和兴奋剂，你忘记了疼痛，你精神亢奋。自怜带给人的是一种"甜蜜的忧伤"和一个信念：如果你忍受了足够多的痛苦，就会有人来为你承担责任。

另外一种奖励是证实你的信念，这在第一章中讨论过。你的信念就是你的现实，即使你并不感谢你的信念带给你的结果，但当你证实了它们的时候，你便会感到更安全更轻松。如果有人质疑你的信念，你会非常苦恼；而如果你证实了那些信念，你便会觉得轻松自在。比如，你通常并不认为被倾盆大雨淋湿的感觉是有价值的。但如果你站在雨里却没有被淋湿的感觉，你会恐慌。雨水会淋湿你，这是一个如此基本的信念，以至于怀疑它的正确性将会带来麻烦。如果你没有保护地站在雨里却真的没有被淋湿，那还有什么东西你不能信赖？你会觉着找不到北了，而且会发疯。

躲避你不喜欢或者害怕的你的自我的某些方面，这可能也是一种奖励。你避免做你不喜欢的，感受你不喜欢的，或者思考你不喜欢的。你的父母可能传递给你了这些敬畏或者禁忌，这样他们会感觉好些，安全些，或者感到这样做是对的。当你在社会交往中验证了你父母对你的教诲时，你感觉良好。当你违背了父母的这些禁令时，你感到内疚。

有时，奖励或者报偿是证明你背离你的道德或社会习俗是有理由的。如果你受到不公正对待，你会觉得你可以采取报复行动而不必感到内疚，比如说发生婚外情，或者离婚。报偿可能是弄出戏剧性事件，而所有的人都喜欢戏剧性。如果你感觉自己像个受害者，你的应对行为就会是戏剧性的，戏剧性结果使得你感到非常值得。

短期看来，所有这些报酬都可能强化人对刺激的反应，但同时它们是会带来负面后果的。当你在生活中不断重复这些自我挫败的行为模式时，它们会在人际关系、生产效率、自信心、目的意识和希望等方面造成严重的丧失。

表3能够帮助你管理那些非必要的和反复的行为，使你能够改变那些不由自主的惯常行为。我的意思并不是说你可以轻易或者快速地改变那些不由自主的习惯行为，但是这个表格给出了一些可能的起始点。比如，如果你认为你有责任使别人快乐，那这是一种不切实际的、必然导致失望的信念，因为你没有能力做到这一点。他人的快乐与否是一件很复杂的事情，那取决于很多因素，而你只能为他人的幸福做很少的一点事情。如果你是负责任的，你要尽力去做你必须要做的任何事情，来约束那种自我毁灭性的惯常行为，不管这需要花费多少努力和时间。

表3　产生负面结果的不断反复的惯常行为的例子

非必要行为	不切实际的期望	触发念头	报　偿
你回避参加社交聚会	你有责任让别人高兴	他们不想要你在场；你很烦人	自怜；回避糟糕的人际关系，当证实了人们是不可信任的和你不受欢迎时你就感到轻松
和你父亲发生不必要的争吵，随后从母亲那里寻求支持	把事情搞糟然后让父亲抓住，让父亲感到开心；怂恿母亲对其丈夫发脾气，让母亲满意	你的母亲理解你，但你的父亲永远理解不了	义愤，很特别，相信女人会照顾你，而男人都是竞争对手

非必要行为	不切实际的期望	触发念头	报　偿
指责	你必须抗争，然后失败	那不是你的错	躲避失败的责任，有理由愤怒
感觉像个失败者	你必须是完美的	你不能忍受说你错了或者被批评	如果你对自己加以严厉的自我批评，你就不会因为你的错误而遭到拒绝
在感觉和行动上都困惑混乱	你无法做出决定	只有一种决定是正确的，你必须找到关键	躲避失误、拒绝、责任；感觉不胜任；让别人为你做决定
向他人的重要事情让步	不由自主地去讨好	你想要自私而且冷漠	感觉优越于那些想怎样就怎样的人，因为从未得到自己想要的而自怜
总是拖延	竭尽全力要做到完美	你感觉太累了，或者那天太糟糕了。再推迟一次没有什么问题	解脱，"你不能把我怎么样"
冲动式消费	为别人买好东西，这样他们会很开心，而你就不会感到孤独	你可以过后再偿还	帮助别人时你感觉很好，感觉到被拒绝和孤独时，就陷入自怜
救援朋友和雇员	如果你帮助别人，那么他们就会在你需要的时候帮助你	你知道需要某人的感觉和被忽略的感觉是怎样的	被拒绝，感到孤独，受到不公正的对待，慢慢积累愤怒并最终爆发
勉强接受与男性的不尽如人意的关系	如果你能照顾他的所有需要，他就会以爱回报你	你年纪越来越大，除了这个家伙以外没有更好的人会要你	证实了一个信念，你的父亲从来都不赞成你，暂时的陪伴关系
冲动、不考虑结果地行动	相信你能麻木你的不好的感觉，隐藏起你的弱点	你不会沉溺于自怜中。你会做些事让自己感觉好些	躲避孤独，感觉像个受害者，所以你有理由再次付诸行动

非必要行为	不切实际的期望	触发念头	报　偿
生气、大发雷霆	你无法忍受人们浪费你的时间	你不必忍受打扰	愤怒给你力量，给你优越感和权利感

指导你改变非必要行为

非必要的重复性的惯常行为是一种概括的说法。它指那些不断重复的、连续的非必要的行为、不切实际的期望和使这种连续的非必要行为得到强化的报偿机制。这种强化增加了惯常行为再次发生的可能性。这种习惯对你不利，不能给你带来最大利益。虽然它会带来麻烦的后果，但它还是持续存在着。

要改变一种习惯，需要问你自己这样的问题："我的确厌恶重复这种没效率的行为模式吗？"如果回答是"还没有"，你可以暂停。只有当你彻底厌恶了，知道你不能再容忍了，你才能继续进行下一步。

不切实际的期望是指那些极难发生、至少是很少发生的那种事情。流行文化培养了你对于成功的不切实际的期望，可是这种期望只会给你带来不必要的压力。

你学会了期待：

● 完美

● 期待别人从不犯错

● 快一点儿，即便应该谨慎等待的时候

● 当别人使你慢下来的时候，就焦躁不安

● 开心

● 使别人愉快

● 不被别人打扰，向他们隐藏你的弱点

● 证明你非常努力地去做，有时付出的代价是没把事情做下去

● 认为别人应该像你一样努力

这些不切实际的期望迫使你采取一些非必要的行动。不过，你可能并没有采取行动，而是等到触动行动的念头出现你才会立即行动。触发念头是指头脑中的事件，它像暗示一样触发某种感受或者行为。比如，

可以一连发生几件有压力的事件，但都没有唤起你的惯常行为。但是，下一件事就有可能让你想到，"这不公平"，或者"我受够了"，这些念头触发了一种感觉或者行为，启动了惯常行为链。要阻止惯常行为的发生，你必须愿意在这中间插入一句完全不同的话语。不要想"这不公平"，而要想，"公平很复杂，我可能没看到全局"。另一种办法是在你的手腕上套一根橡皮筋，当这种念头出现时，弹弹它，驱散这个念头。

报偿是你之所以会重复对你不利的行为的原因。有些报偿是明显的，是能够意识得到的[1]：义愤，控制他人，感觉比别人好，愉悦，或者是"优胜者"。救援行动也产生报偿。诸如帮助某人解决问题，或者当别人心情低落的时候让他们感觉好些，这些行为让你感觉到被需要，有时候还是不可或缺的。

许多报偿是潜意识的。让你不舒服的那些感觉可能是对的，并且可能正在被强化。不过，你可能会否认你是在主动地去追求这些感受。当你困惑时，你感到自怜，当你受到不公正对待时，你觉得受到伤害。如果你是性感的，你感到不安，如果你对什么事感到气愤，你觉得内疚。如果你想要报复，你会自责，如果你义愤填膺，你会生气。

你可能对你的信念缺乏信心，因为别人的信念和你的不一样。因此，能够证实你的信念的任何东西都使你满意。被拒绝不是一件让人愉快的事，但是如果你认为你自己不可爱，你便会觉得这是正常的，并且这信念会被强化。

父母总是教育孩子们不要做那些让父母感到不愉快的行为。他们教孩子要顾及到成人的习性癖好——不要给父母造成威胁，要让父母高兴，或者强化父母对某一情境的固有观念。这种教育会使儿童长大成人后产生问题。然而，当儿童遵从这种早期训练时得到的却是奖励。

儿童在他们的日常生活中可能会面对压力。他们在意识层面上做出判断，他们必须怎么做才能在较小的压力下生存下来。成年后，当你仍旧继续维持你的早期判断时，你感觉那是对的，即便这会造成消极结果。

比如，一个小女孩正在大发脾气。她的父母立刻起身离开房间，试图控制她发脾气的行为。他们的策略生效了，她不再发脾气了。有过几次这样的经验之后，这孩子得出这样的判断："我必须弄明白我的父母想要我怎样做，并且照那样去做，这样他们就不会离开我了。"后来，她把这种取悦父母的需要扩大到取悦其他所有人。作为成人，她很受别人喜欢，但她自己却长期不开心。她把自己摆在末位，意识不到她自己的需要，因此无法照料她自己。最终，她陷入慢性抑郁，但是使她陷入这种境地的那些行为却让人觉得那是对的。

图表3中那些不断重复的惯常行为在任意一点上都是可以被中断的。干预可以针对不重要的行为、期望、触发念头或者报偿等方面进行。意识到自己的惯常行为模式是改变过程的第一步。大多数时候，你可以进行基于现实的自我对话来避开各种报偿心理。比如，某人对待你的方式背离你的公正感，你想要报复。这时候，你可以这样提醒自己："这个报复与公正无关。我必须停止这种长期的、病态的惯常行为，这是我决心要改变的那个问题的一部分。我不想报复。"当你感觉到被拒绝、受到伤害时，有益于你的自我对话应该是："这不是对我的拒绝。这是我的为自己感到难过的惯常行为。"

总结

控制住那些不切实际的期望、触动行为发生的念头和报偿心理，对于改变非必要的行为和习惯来说是非常重要的。信念不但维护着惯常行为，还是报偿心理的一部分。改变可能带来消极后果的非必要行为，是达成你目标的更大计划的一部分。

第二部分　情感平衡

图表 4　不破坏人际关系而满足你的个人需要

保持安全人际关系的动机	自我利益的动机
你建立没有冲突和排斥的安全环境。你力求做到和善、愉悦，你想要掩盖弱点，并努力把事情做得完美。	你想要享受生活，追求你所期望的，你想要做你自己，发展使人满意的期待，有时，你以自我为中心并且行为冲动。
投入时间和精力保持你的安全的人际关系	投入时间和精力实现你的令人满意的愿望。 这些投入可能是相互冲突的

　　冲突可能源于混合的动机，你既想获得你想要的，同时又要保护你的关系。保持安全的人际关系的动机生出使他人愉快的愿望，你把朋友的需要置于你自己的需要之前；你避免犯错误，怕招致可能的批评；你隐藏自己的弱点，以避免可能招致别人的挑剔。你掩盖必须隐藏起来的累积成堆的小愤怒。如果显露出它们，就会产生冲突，便会与动机背道而驰。

　　需要和欲望驱使着你。其中一些需要和欲望是受生物学的影响的，并深深植根于你的精神当中。另外一些则与快乐、享受生活有关，与你做出自己的决定有关，不管他人是否认为这些决定是合理的。这些需要和其他许多自利的欲望，有时与你的社会需要相背离。

你需要平衡你的需要，通过诸如请求而非强求、愿意妥协、协商分歧等方式来实现。如果你不能平衡你的需要，而是向着自我利益或者安全关系任何一方产生偏斜的话，你的问题就会成倍增加。失去抗衡的自我利益会产生严重的关系问题。

当一种改变破坏了你的情感平衡时，你在受到威胁的同时也获得动能。改变可能带来各种后果，比如阻碍目标实现，或者让你觉得不堪重负。改变经常会威胁到你的自我概念，或者给你一个机会让你去证实你对自己的看法。你处于危机之中，需要采取行动。

这第一种动机是最令人满意和快乐的——自我利益。

追求自我利益，得到你想要的，
快乐并且享受生活

在这种动机下，你是真实的，你就是你，你感觉着你的情绪，并且表达你所感受到的。你知道自己想要什么，并且为它去行动。你还知道自己不喜欢什么并且说出来。在这种角色中，你可能更自然。你喜欢玩乐和亲密。你会保留属于自己的空间而不觉得内疚。随着你的成熟，你的自我中心与自尊、自律、自信和自爱交织地发展起来。成熟的心态引导你通过建立信任、建立并尊重边界来改善关系；你自信；你有直觉，宽容，有爱心；你自然而有同情心；你能够倾听、分享而且真诚。你知道你的全部情感，能够表达你的感觉、欲望和需要。

为实现自我利益而努力与自私并不是一回事儿。你有责任照料自己的需要，没有别的什么人能够成功地替你承担这个责任。不过，这样做的时候，你必须有理由地而不是冲动地行事，你要考虑周全而不要操控他人。你必须在不侵犯他人权利的情况下满足你的个人需要。

第三章　生活的满足物

目标：你的生活质量以一些简单的满足物为中心。这些满足物并不是你像个孩子似的可能所向往的——名声、财富、美貌或者权力。这些东西本身没有什么意义。这些孩子气的愿望只是虚假的"感觉上的东西"，就像中彩票，来得很快，但是它们带来的快乐也很短暂，除非那个幸运的人同时也拥有其他一些更基本的满足物。你应该更坚定地去做的，是发现目的意识，建立健康的人际关系，培育个性和精神发展，并满怀希望。

要拥有令人满足的生活，你必须有目的意识。你必须在一个让人感觉充实和有意义的领域里富有成效。这项活动不一定必须给你带来收入。做一个成功的妈妈或者爸爸，就可以实现你的目的。你也可以在志愿者行动中或者艺术天赋中找到满足感。

第二种基本的满足物是建立健康的关系，包括友谊和更亲密的人际关系。成功的人际关系是不易得到的，需要成熟的技巧。你的人际关系网中的大多数人不是静态的，他们是在不断变化的。所以，你今天想到的用来建立特殊关系的必要行动明天也许就不对了，因此你不得不明天再想办法，并且不断地更新。

第三个领域是个性的和精神的成长和发展。成长和成熟非常令人满足。当你长大、并且发展了你的生活技巧，你会更少压力，更善交往，更成功。所有的人都在寻求理解生活的奥秘和意义。

第四个满足物是有事情可以去期盼、去希望、去盼望。这个满足物可以增强另外那三个满足物，并且激励你去获得更多的欢乐。你想要在情感上和人际关系上都成熟起来。你盼望着理解你自己、理解那些和你有关系的人，盼望着探究这些可能永远没有答案的问题。希望使得你不断地提出问题，所以你对未来的希望永远没有止境。

目的意识

要拥有满意的生活，你必须有目的意识。你应当珍惜你所做的事情，并对你所做之事产生的结果感觉满意。为找到目的，你首先必须了解你是谁。个人身份是所有满足物的必要组成部分。你和一些与你身份地位相同的人存在很大差异，这种风格、才能和目标上的差异会使你的目的得以实现，但也可能挫败你对它的追求。

一个患者在几个月的心理治疗后向我讲述了他的自我探索："在很长的一段时间里我不知道我是谁。我用我以为别人希望我是的那个形象来定义我自己。是努力爱我自己改变了局面。对别人大声地说出信念、欲望和思维让我很害怕。我害怕朋友们会发现我不值得结识。现在当我想要不同意的时候，还是很难说出我不喜欢。我现在可以说出我喜欢的，但我还是羞于表达自己的观点和信念。所以，即便我知道，在我的优先列表上，寻求安全应该被往后放一放，但我还是用很多的时间来寻求安全的人际关系。我的进步是我不再觉得自己是个受害者了。我不责怪别人使我感觉不好。相反，我承担没有为自己站出来的责任，我正在努力变得更主张自己的权利。我可以更坦率地面对家人，这是进步。"

你可以去寻找自己的使命感。信奉宗教的人寻求了解上帝赋予他们的使命。这召唤可能是一种天职、一个教友职务，一种爱好，为他人做见证，或者任何能够使你产生目的意识的活动。任何人，不管是否是虔诚的信徒，都需要在自己的生活中寻找能够使他们感到满足的活动，使他们感到正确，认为自己是有价值的。

好多次我听到过这样的抱怨："我讨厌我的工作，但是我被困在这儿了。"有时可能是没有更令人满意的选择。有些人可能不知道什么会更让他们满意。职业测试会有所帮助，但是这种服务是昂贵的。理查德·尼尔森·鲍利斯 [1] 撰写的《你的降落伞是什么颜色?》这类图书可能会是有用的指南。不过，电话黄页簿里有你所在地区的所有公司和可能的工作机会。如果你能上网，你可以找到所有社区的目录列表。仔细检查这些有用的资源，逐页考虑。写下任何引起你的兴趣的念头。你可能会对你的发现感到吃惊。

兴趣只是这个方程式中的一部分。第二个要考虑的是去调查各种机会，并按照我们的兴趣行动。有些可供选择的机会可能要求更高的教育程度，因此不要过早地放弃你继续受教育的机会。就算你有很多责任——家庭、工作、其他需要时间的事情——有些学位可以在夜间完成，有些大学甚至会给生活经验课程学分。费用负担是一个常见的阻碍，但通常可以得到奖学金，还有补助金和学生贷款。这里的关键观念在于，在你调查完所有可能获得的帮助之前，不要放弃继续接受教育。

　　当你的目的意识来自于一项工作时，你会想要尽你最大努力做好。当你感觉到你是有价值的，对那个工作来说是必要的时候，你的目的感就得到了增强。要快速评估你做得好不好，可以问这样一个问题："如果明天我不去工作，会错过什么？"如果答案里不包括某些重要的价值，那么你的表现就不是十分好，或者你的位置不是必须的，因此也就不能给你目的感。

　　重要的是要知道你的责任是什么。看起来似乎是显而易见的一种衡量标准，如生产率，对你的老板来说可能并不重要。重要的可能是愿意工作到很晚，或者是你与其他雇员的关系。我曾经为一个公司做过咨询，他们要求我参与解雇问题雇员的过程。他们给出了合乎逻辑的解雇理由，但是在很多情况下，我发现别的雇员也都犯有同样的过错。真实的差别在于那些被解雇的员工都不受他们的主管或者上级管理层里的某个人喜欢。

　　如果你认真考虑你的未来，你的工作目的感就会得到加强。比如说，需要解决什么问题，你怎样才能提高产出，或者你怎样才能降低成本。如果你注意了这些因素，你的工作表现和伴随而来的目的意识就会最大化。

　　如果你有一个主管，你可以通过学会接受督导来提高你的效率，尤其是如果你的主管是个爱严厉批评人的人。当你因为你的表现受到指责的时候，你怎么做，你有何感受？你很可能会感到焦虑，并且加以辩护。因为恐惧或者自尊而产生这些反应是很自然的，但这没有用。你感到焦虑的程度和你采取的行动是受你的自我对话的影响，它们并不受你的主管的行为的影响，因此它们是可以处理的。一些错误的观念是有害的，例如你的主管应该具有更高的水平这样的观念。你不应该期待你的主管是十全十美的。对抗对双方来说都是艰难的。你需要认识到，你和你的主管是一个团队。团队的目标是要更有效率。主管的工作是帮助你更有效地履行你的职责，你需要通过接受帮助和督导来达成这个目标。协作可能是不完美的，但双方的目标是相同的。

在你这一方，你需要听取有用的信息，而不是你的主管的方法里的错误。作为一个好的团队一员，你需要告诉你的主管，他或者她能够做些什么来帮你更好地工作。你可以提出你的改进你工作表现的相关目标，并且让主管知道你的需要。比如说，你可以要求委派给你更多或者更少的工作。还有，你需要问清楚衡量你的工作表现的标准是什么，这样你才可以成功地符合要求。

相互爱护的人际关系

人际关系给你带来最高的快感和最低的低潮。人际关系必须不断地加以培育，否则它们就会丧失殆尽。人际关系是多维的，其中包括与朋友的关系、与熟人的关系、与同事的关系、与家庭成员的关系，还有与知己密友的关系。每一类型的关系都要求不同的策略。

朋友关系

当人们喜欢在一起度过时光的时候，朋友关系就产生了。你可以和家人、家庭成员和你的配偶之外的人成为朋友。当你和那些你认为"只是朋友"的人在一起所产生的愉悦消失时，他们可能会消失。

在你和与你并不十分亲密的人之间有一种联系。要结交并继续做朋友，你必须是一个朋友。当你有机会尽自己最大的努力帮助一个有需要的朋友的时候，这种联系就得到了加强。你所做出的善事的另一个副产品是你培养了性格和自尊。

友谊有赖于相互之间存在着共同点，这使在一起度过的时光是快乐的。因此，你不可能成为所有人的朋友。要找到朋友，你需要寻找那些有相似信念和相似生活方式的人。这种相似性可以只是娱乐消遣上的——像一个网球伙伴，你乐意每周花一个半小时和他在一起，但并不想邀请他参加你的下一次聚会。你们的共同点，比如有小孩子、单身状态或者共同的朋友，都是能够产生共同兴趣的联系点。相同的职业道德可能带来工作上的友情。具有强烈的职业道德的人愿意工作到很晚，也不滥用午餐时间，他们可能会获得其他工作狂的尊重和友谊，而那些偷懒混日子的人当看到别人相似的行为时则会觉得自己理直气壮。

亲密关系

亲密让人想到非常密切的关系，可能包括性。持久性是亲密关系的另一组成部分。关系亲密的伙伴通常会结婚或者至少生活在一起。也就是说，承诺和想要保持长久关系的欲望都是重要的因素。

信任是促进其不断发展的关系的元素之一。最亲密的伴侣可以生活在一起，而不必担心在坚持自我的时候会遭到抛弃。和伴侣在一起的时候，他们从爱侣的行为中看到了自己，因而他们更爱自己。兼容性，互补需求和行为，以及身体的吸引使这种体验更加完整坚固。

所有成功的人际关系都需要另外一个必要的技巧，那就是理解并建立健康的界限。要做到这点，你必须知道你的个人权利并保卫它们。就是说，你一定不能让他人干涉你的事务。别的成年人有与你相同的权利，你也不能干涉他们的事物。健康的承诺是："我会设定并尊重边界。当发生冲突时，我会花些时间来确保别人不操纵我使我改变想法、感受或者行为，我也不会花自己的时间去改变别人让我自己感觉好些。我会协商而不是操纵，我会提出请求而不是强求。我可以关心某个人但不可以承担解决他或她的问题的责任。"

什么样的态度是不利于人际关系的呢？当你开始相信，你的问题和你对自己价值的怀疑可以通过人际关系得以纠正，你就危险了。你可能认为，如果你发现有人非常地需要你，或者有个人愿意照顾你，你就会自我感觉良好。如果真是这样，你也许最终会进入一种自我毁灭的关系中。

关系需求

依据鲍关系指数（Baugh Relationship Index）所做之研究，发现存在四种关系需求：依赖别人的需求，与他人和睦相处的需求，负责的需求，独立的需求。每一种需求都可以在成熟度的 4 个阶段中观察到，而每一阶段都和一组行为有关。利用表 5，你可以评估出你的社会需求和成熟阶段。

首先，估算一下你用于每种需求（A、B、C 和 D）的时间和精力。百分比加起来必须等于一百。然后，估算一下，在成熟度 4 阶段的每一阶段里，在每种需求之下，你在各种活动中所花费的时间和精力的百分比。同样百分比之和必须是一百。

重要的是，你最基本的需求行为发生在你能够做到的最高成熟阶段。比如说，我的最优先需求是独立。我可以在第 3 阶段做到独立。我还没有达到阶段 4 的所有标准，我正在向那个阶段努力。

阶段 1 的行为对于那些追求健康的人际关系的人来说是不可接受的。阶段 1 的行为会损害关系。发现自己处于阶段 1 的人需要设定目标，至少要达到阶段 2 才行。

成熟 4 阶段中的关系需求行为

图表 5

	A. 依赖别人的需求 _____%	B. 避免冲突的需求 _____%	C. 掌控的需求 _____%	D. 独立的需求 _____%
	无助	被动	否决	逃避现实
阶段 1 不成熟	你期待别人为你安排生活，向你让步，给你特殊对待。在压力下，你会显得很可怜，无能为力，强求别人，或者抑郁。_____%	当需要你在某一可能引起冲突的事件中采取行动的时候，你什么都不做。你不惜一切代价地想要避免冲突。在压力下，你憎恨自己、感到羞耻，变得抑郁和冷漠。_____%	你不能容忍别人的不同意见或者失误。你必须要依你的方式行事，或者摆脱掉别人。你期待别人是完美的。如果感到压力，你就会责怪。_____%	你不能容忍命令或者强迫，所以你成了个逃避大师。你逃避责任，奇妙地幻想自己能够避开不负责任的后果。如果被强迫，或者受到限制，你就公然违抗。_____%
	依赖	取悦	控制	回避

	A. 依赖别人的需求 _____%	B. 避免冲突的需求 _____%	C. 掌控的需求 _____%	D. 独立的需求 _____%
阶段2 中等程度	需要：支持、保证、建议 策略：不思考、道歉，优柔寡断，抱怨，责怪，或者混乱 _____%	需要：感激，想办法了解别人的需要以便回避冲突 策略：取悦别人，顺从，压抑欲望，和善，他人在先，遵从规则，控制愤怒 _____%	需要：自己是正确的，支配，自居为正直，固执己见 策略：为他人着想，竞争，照顾别人，处罚，发现缺点，证明别人的错误 _____%	需要：躲避受到控制时的糟糕感觉 策略：开玩笑，揶揄，掩盖感受，故弄玄虚，抵抗，否认感受，不在乎，讽刺挖苦，或者愚弄别人 _____%
阶段3 成熟的	表示感谢 你不再依赖别人照顾你。你可以向别人提出请求，如果你的请求被拒绝，你能承担责任去满足你的个人需要，并且为你所获得的帮助表示感谢。 _____%	富于同情心 现在可以接受冲突了。你不再承担使别人高兴的责任了。不过，当别人陷入痛苦情绪中时，你会关心并且表示同情。可以做到没有取悦冲动的亲密。 _____%	领导 你学会了不依靠惩罚的领导技巧。你现在愿意倾听其他的观点，能够妥协。你训练自己和他人约束问题行为，传授或者开始实施新的行为。 _____%	独立自主 你能够独立自主，并建立关系边界，但同时有足够的安全感去接受亲密关系和关心。 _____%
阶段4 优秀的	信仰 信仰帮助你应对生活中的丧失。技巧包括谦逊、精神性、相信自己和一种更高的力量，不再依赖别人，弃绝无能为力	服务 你有照料自己需求的技能，你有无私的爱，这种爱表现为享受给予他人的愉悦，而不是拯救。你能照料他人，帮	智慧 你能够看到关系当中对方的内在品质。作为领导者你承担责任，在领导岗位上显示出你的智慧和正直。你以最	尊严 你可以把自己同他人区别开来，欣赏你的独一无二，保持自己的价值感，没有逃避或者躲避行为。你优雅，从容，有尊严，高贵而

	A. 依赖别人的需求 ___%	B. 避免冲突的需求 ___%	C. 掌控的需求 ___%	D. 独立的需求 ___%
阶段4 优秀的	感和依赖行为。 ___%	助和支持他人，但并不承担实际上属于别人的责任。 ___%	佳手段来达到最佳的结果。 ___%	不傲慢。 ___%

首先，横向看最上面一行(A、B、C 和 D)，估算出用在每一种需求上的时间和精力的百分比。有些需求可能是 0%，但是总和应该是100%。然后，纵向看每一列，估算出每一阶段的百分比并填在空格里。百分比表示你投入到每一阶段中的时间和精力的数量。每列百分比相加后也应该等于100%。

个性与精神的成长和发展

人类在生存中运用自己的技能获取大量收获的能力使得他们有别于其他低等动物。猩猩、海豚、狗和其他动物可以从生活环境中学习到有助于它们生存下去的新东西，但人类却可以学习到有助于他们增强和享受其生存的东西。

除了从经验中学习，另一个需要认真思考的，是对你做出的选择进行评估，这个选择是你为了实现一个明确的目标而采取行动时所做出的。回顾你所做出的选择，你会发现，有些选择增加了你的自尊，有些则减损了它。你可以及时地事先问自己："这个选择会增加还是减损我的自尊？"即便你正在参与的活动不像你所期待的那样令人满意，你依旧可以做出与这个活动有关的使人满意的选择。也就是说，你可以做出有助于增加你的自尊的选择。

斯坦利和他的妻子正在我这里做婚姻咨询，但这天他来是要和我进行一次个人约谈。他这样开始："在我们开始讨论我的婚姻问题之前，我想跟你说点事儿。我被提名晋升，这额外的钱是不会损害我的婚姻的。

让我进退两难的是，我知道詹姆斯的一些丑闻，而他是我的头号竞争对手。他上大学时，曾公开反对约翰·F. 肯尼迪当选，因为肯尼迪是天主教徒。当时詹姆斯激烈地反对天主教，还有传言说他是三K党人。有个我认识的人，是跟詹姆斯一起上的大学，他告诉了我这些。从我的角度来说，精明的做法应该是泄露这个信息。你看，我们的老板是天主教徒。这绝对有利于我的晋升，但是我得知这个小道消息有两周了，却一直拖延着。我不知道是为什么。"

"你为什么不问一下你自己，如果你透露了这个事情并且得到了提升，或者反过来，不去理睬它并且失去了晋升的机会，其结果会对你的自尊产生什么影响?"我问。

他手托着额头有几秒钟，然后说："这不难回答。你了解我和我的内疚感。我会因为用不正直的方法获得晋升而不得安宁，它会让我很苦恼。"

道德准则并不总是那么轮廓清晰的。另外的观点可能是："如果我放弃这样一个机会的话，我会觉得自己懦弱。我不会鬼鬼祟祟地、在老板的背后泄露这个消息。我会直接去找他，确信他在做出决定之前了解到了所有的信息。如果我因为考虑公平不公平而畏缩不前，我会憎恨我自己的。"

这两个选择是完全相反的，但都可以通过道德考验。真正的差异可能在于个性。斯坦利是个回避冲突的人，就像克拉克·肯特，超人的另一个自我。第二种选择会适合像约翰·威尼(John Wayne)这种类型的人。两者都是有道德的，但以完全不同的方式处理生活。

负责任的选择

你可能并不认为情绪，如怨恨，也是一种选择。的确，这种思想和感觉的混合物看上去更像是因为别人的错误行为而强加给你的。不过，你还是可以做出选择，或者支持怨恨，或者做些必要的事情来做到宽恕。

孩子们总是去做自己感觉愉快的事情，或者是规避糟糕的感觉，而不管远期的后果。就是说，他们的行为源于冲动。当你长成大人后，你就必须学会延迟满足，或者忍受不愉快，否则所做的事情就会毁掉更可取的结果。

人际关系当中的很多问题都源于对他人加以评判或者批评他人。通常，评判的结果是贴上一个否定的标签。这个标签会自动地延续下去。一旦你认定了什么事情，只要有可能，你就会去验证你的认定。不过，评判也会保护你免于未来的风险。较安全一些的处理方式是将两种不同的评判区分开来。一种评判基于个体差异，而另一种评判则基于针对他人的有害行为，你应该取前一种。如果出现的是个体差异的情况，你练习接受那些差异，把它们作为个人成长和移情的手段，而不是去批评。如果差异激起了你的强烈情感，这个成长会是艰难的，你需要勇气。

　　高傲和傲慢的行为是属于同一种类的两个选择。这两种状态通常都会产生有害的副作用。它们可能导致你为了自己的目的而去控制别人，你可能会成为一个十分苛求的人。你会开始相信你本质上就是比同辈人强，你觉得你有资格不尊重他们。如果你了解你的真我，没有那些傲慢的毛病，你会有更好的表现。谦逊能够增进你的人际关系，使你现实。

　　自怜是另一个陷阱。为了获得同情，你必须总是做出令人同情的样子。自怜使你不去想办法解决问题。你应该有勇气面对你的麻烦，执著地、目的明确地去应对它们。

　　当我问人们，他们首先想改变他们的什么性格特征时，得到的回答通常是更有耐心。耐心有助于减轻压力，避免错误，一般来说对人际关系也有帮助。耐心是一个应该具有的好品质，但是人们无法轻易获得它。

成熟的特征

　　有这样一个问询调查，当你想到一个成熟的人的时候，最先想到的是什么品质，最常得到的回答是责任感。信守承诺因而可靠以及诚实、值得信任也高居榜首。在被访谈者心中这些品质部分重叠。知识也很重要。成熟的补充特征还包括知道什么是正常的，理解他们生活中的因果关系。

　　现实主义也在列表中。对现实主义的定义包括了当发生糟糕的事情时，能够接受它，并且知道他们不能改变别人。解决问题的能力和做决定的能力也经常被提到。如果在解决问题时需要改变自己，成熟的人愿意改变。

　　参与人际关系的能力，以及具有明确的身份在列表上较少出现。尽管如此，它们对于成熟都很重要。

真正的成熟

以上那些特征是一个成熟的人的必备条件。还有其他一些特征，可能被认为属于"超级成熟"者的特征。就是说，很少会在一个人身上看到所有这些品质，尽管有些人会在其中一个方面或几个方面表现特别优秀，即便只是在短期内。

一个基本的例子是发现你的生命意义——你如何适应这个宇宙、自然和一种更高的力量。一种长远的期盼是从你的生活经历中获得智慧。生命意义通常与信仰和精神性相连。你不一定要懂得所有的事情才能懂得生命的意义。你可以坚信有什么东西比你更伟大，你可以信赖它，它赋予你意义。

智慧包括对生命的完全、透彻、深刻的理解。如果你是智慧的，你便有识别力，你能够做出透彻的判断，并用有深度的和开明的心来思考。

自主——依照个人的决定去行动——是重要的。成熟的人在生活中有更多的选择。当你自力、自主和自我指导地去行动时，你体验到满足感。如果你是自主的，你就必须为自己的行为负责，并且认识到你所在乎的那些人的需要。

个人成长意味着是正直和诚实在指引你做出选择。正直、坦率、真诚和美德为你树立起自尊和特性。服务和奉献是真正成熟的人要优先考虑的，但是它们必须放在你自己的需要的后面。否则，你会陷入长期匮乏，或者精疲力竭，无法更好地服务他人。谦逊，使你能够免于傲慢，使你能够容忍和谦虚。

成熟的一个重要方面是懂得什么是现实的能力。当你在现实中采取行动时，你能够看清形势的各个方面，你是有洞察力和直觉力的。现实的人是实事求是的，是脚踏实地的，是明智而切合实际的，他们运用常识。

最后，成熟的人强烈地认同自己，包括自己的短处，他们保持着自身的体面和荣誉，尽管存在那些短处。

精神成长

我不是精神成长方面的专家。我是个观察者，观察精神对于人成长为人的作用。我因此向那些总是给人以精神指导的人寻求智慧，向那些看上去是真正具有精神的人寻求智慧。那些找到了新的精神的人告诉我说，他们感到欢乐和心灵的平和。他们还表示了对自己将来解决问题的能力很有信心。

精神性是接受和服务更高力量的可能性范围。崇高的人承认真理和人生意义比他们自己更伟大。在我看来，谦逊可以算是精神成熟的人和精神不成熟的人之间的主要区别了。没有谦恭德行的宗教信仰者总是相信自己是对的，认为用不同于己的方式进行膜拜的任何其他人都是错的。那些谦逊的人知道他们的人性、短处以及局限性。上帝是神秘的，某些方面是不可知的。后面提到的这一团体的成员意识到他们并不知道所有的答案。

看上去像是神话一样，最崇高的人很少发生问题，而且他们似乎确实更能很好地处理他们的问题。实际上，对于有精神的人来说，痛苦和悲伤看来好像和欢乐一样重要。他们绝不逃避感情上的痛苦，也不畏惧它。他们相信，苦难是生活的一部分。一些观念，如感恩、感谢和宽恕自己与别人，是体验宁静的基础。那些没有精神意识的人在生活中显得很傲慢，在面对危机时会焦躁不安。

另一个神话是，真正的精神成长是连续一贯的，是持续的。那些具有深邃精神的人似乎只是意外地遭遇他们精神生活中的低谷，他们会为此感到内疚。在我为他们做咨询的时候，我发现状况并不会持续很久，尽管他们的精神高峰和低谷好像在他们的生命中形成周期。

当我问人们，什么形成精神成长，多数人会陷入沉思，有的人说以后再回答我。也有的人立即就回答了，答案总是一样——祈祷。我同意，向更强的力量倾诉必定是精神生活的核心内容，但这个答案从来不能使我满意，因为它太简单了。我给这样一些人做过咨询，当他们的祈祷没有得到回应时，他们便丧失了他们的心灵。如果我的祈祷没能得到回应时，我可能会失望，但我并不会感到意外。我认识到，如果上帝回应每一个人的祈祷，那将会是怎样的混乱。我了解我自己，如果上帝回应了我的大部分祈祷，我会祈求更多，做得更少。而且，我知道，与上帝的关系取决于和上帝交流。祈祷并不仅仅是请求上帝。祈祷是对上帝敞开心扉，用心灵去聆听，按照上帝的意愿行动。我注意到，有些人在祈祷时似乎更关注的是他们的欲望，而不是上帝的意愿。我总是听到一些人说他们真诚地渴望获得精神性，但却似乎得不到。还有一些人似乎体验过精神成熟突然降临到他们身上。这看起来不像是对努力的奖赏，更像是一件轻易获得的礼物。[2] 有精神的人似乎知道他们属于某种高于他们自己的东西。这种归属可以是对其他人，或者是对上帝。

期盼：希望什么事发生

　　最后一个满足物是期盼。我订购了一台新电脑，每天我都盼着它的到来，即便是在显然不可能那么快就送到的日子里。我一天至少两次问我的员工，"UPS 有没有来过啊?"当实际投递日那一天结束的时候，电脑依旧没有送到，我期待中的兴奋感变成了失望。这种兴奋不具有任何深度或者含义，只是愉快而已。当我写这一章的时候，我在期待我的孙子的诞生。我的女儿和女婿住在华盛顿的斯波坎（Spokane），而我在密西西比州的杰克逊。所以我总是热切地期盼着电话，享受着这乐趣。这种兴奋是具有一定深度的。此外，我还听到过别人的很多愉快期待，它们微小但却是重要的。一位退了休的先生告诉我说，他每日查看他的花圃，寻找所有令人满足的成长的迹象。你应该去放大那些很小的期待，把它们当做合情合理的生活满足物。

　　这种满足物与另外三种满足物交织在一起。你会盼望着在职业路途上的进步，它与期待和目的意识这两种满足物有关系。大多数人都曾经期盼遇到那个合适的男人或者女人。你盼望结交新朋友，或者重续与老熟人的友谊。你期待你的个人成长和性格发展，面对问题，你创造出新的解决方案，这一切都可以令人非常满足，同时也是有深度的期待。当然，发现你生命的意义是一个基本的例子。探索你是谁，这并不是一件小事；许多上了年龄的成年人尚未获得这样的意识。

　　你的任务是使自己总是期待未来的一些什么。陷入抑郁之中的人早已放弃了这一满足物。在指导人们处理他们的哀伤的过程中，我发现有些最深的创伤与丧失对某件事的希望有关，而那件事是这些人还没有体验过的。比如，一个哀伤者有一个严重脑损伤的女儿，这个哀伤者述说了各种丧失，这些丧失包括女儿的高中和大学的毕业，结婚和生孩子。这些未来的丧失是希望的丧失，被列在最痛苦的丧失当中。

第四章　理解你是谁

目标：你将建立一个牢固的身份认同，你以此为基础做出决定，并将自己与他人区别开。

"我听到这个心理学家在收音机里力劝一个打电话来的人，要她'做她自己'，这样她的生命体验就会得到提升。我没办法把这个建议用于自己，因为我根本弄不明白我是谁。我不知道我的真正感受是什么和我在做什么。和我在一起的那个人或者我所处的那个环境决定了我怎样行动。我在别人眼里是什么样，更多的是由我之外的人和事情决定的。"

这里表现出的沮丧在寻求心理诊疗的人当中并不少见。认同的困惑是如何产生的呢？初期的扭曲可能源自不恰当的养育。父母可能很爱他们的孩子，但是却没能认可他们的天资和他们自我本性的表现。当父母不认可这些自我表达，那么你所体验到的那些行为、感受和态度就成为"非你"了。这些父母可能困惑于他们自己的身份，但却一直对他们想要成为或者应该成为怎样的人有着不切实际的期望。当没有办法实现他们的自我的时候，他们就寻求在他们的孩子身上发展出他们想要的品质特征。

这样的父母养育出的孩子有这样的一种体验，他们没有让他们生活中的重要人物感到满意。让别人高兴可能成为他们一种无法摆脱的念头。他们成了一个善于了解别人想要他们成为什么样的人的人。但随后产生的问题是，不同的人对他们有不同的期望。因此，他们努力使自己去符合某种形象，以取悦于他们身边的那个人，然后再重新塑造自己去取悦下一个。最终，他们忘记了自己是谁，就以这种模糊不清的身份认同生活着。

最终形成的，觉得像是"你"的是一种混合体，这种混合体可能是由你的天生特质和在你童年时期对你有重要意义的人所强化的那种特质混合而成的。风险不大的假定是，当父母强化他们孩子的天性时，孩子会更安心，更自信。

下面的类别和样本应该能够激励你对自己身份的思考。为达到最佳效果，你应该写下关于你是谁的那些想法。

不是你

要开始了解你是谁，一个有趣的方式就是从什么"不是你"开始。你不需要为那些明显"不是你"的东西费神。比如，我不是达拉斯牛仔的四分卫。你需要列出的内容包括人们可能认为你是、但你知道你不是的那些看法。这个信息给了你一个轮廓，即真实的你的边界之外是些什么。比如，一个人可能会用自信、温柔、强壮、独立、自律、勇敢、外向、忠诚、整洁、自我认可、平静、酷、镇定以及无私这些词是来描述"可能是我、但事实上不是我"。这个人在当时明显地有着较低的自我概念。

你的本质

现在你可以开始写下你的本质了。列出你的核心本质，这意味着如果漏掉了一条，你就不是你自己了。然后，从排列在最下面的那些本质开始，想象一下，如果去掉一条特征，看看是否因此就改变了你的基本特征。人们使用过的一些例子有，上帝的孩子、忠诚、有创造性、风趣、悲悯、有好奇心、活泼爱玩、自我中心、反叛、善于倾听、多情善感、智慧和感到害怕。这些词语也许可以激励你去寻找那些确定你本质的描述性词语。

你的生活目标

接下来，考虑一下你的生活目标。给你的生活目标列一张清单。想象一下你老了，正在回顾你的一生。注意你做过的让你特别满意的那些事情。然后排列出你的所有生活目标，从最重要到最不重要的。最后，留意一下你在每一个要实现的目标上投入了多少时间和精力，找出你的排序和你实际上花费的时间之间不一致的地方。比如，如果你把快乐的家庭放在第一位，但实际上你很少花时间和家人在一起，你就有一个不一致的地方了。

排斥在你的个人世界之外的那些东西

现在，列出那些你不喜欢的东西，你反对给它们机会的事情。这可能包括某些人、某种政治立场、观点或者任何使你烦恼的事情。人们曾经举出的例子包括极端事物、汽车广告、好管闲事的人、脏兮兮的老男人、右翼分子、打扰他人的人和国税局。

个人弱点

给你的短处列张清单——你性格上的缺陷、你的不足、你所恐惧的、感到内疚和羞耻的。这一项有些困难，你可能害怕有人会发现它或者你不得不面对让你不愉快的东西。然而，个人的弱点是"你是谁"的一个重要方面。你必须认清你的所有性格特征，而且你必须宽恕你自己。你没有列出的那些东西会成为"不是你"的部分，它们将不能得到有效的处理。得到承认的短处才有机会改变。人们列举过的短处包括欲望、拖延、自我中心、怨恨、不诚实和报复等。

你的信念、价值观和主张

接下来要写出你的信念、价值观、主张和态度——这些是指导你在生活中做出抉择的因素。如果你是一个寻求赞同的人，这个列表可能让你感到焦虑，因为它清楚地显示出你与那些你向之寻求认可的人之间存在着很多不同。有时，你的信念导致你对别人或者自己十分挑剔。可以举出的这类信念的例子包括，事情总是应该在第一次就做对，人们应该按照你想要的方式来爱你，你希望人们接受目前这个样子的你，人需要个人空间，世界应该公平，每一个人都需要惯例并应该遵循它们。

你想要做的那个"你"

现在，列出你认为你应该具有的那些特质——你想要成为、但你现在并不是的那种人。有时，你定义的那个理想来自于你的父母，有时，它们来自于你引以为傲的思想。对你的自我接纳而言，它们十分重要，为有所帮助，它们应该是现实的。你可能希望自己聪明、美丽、有天赋、安全、自信并且被所有人所爱，但很可能的是，你只具有其中的几点。

描述你自己

最后，完整地描述一下你自己，包括以上所有信息。对你自己的描述有些可能只用不完整的句子即可，而另一些则需要整个段落。

最重要的是，你现在必须接受、而且无条件地喜爱你所描述的这个人。你必须完全地接受那些负面的描述。存在着这样的风险，即不被欣赏的"你"变成了"不是你"。你不承认的那部分"你"是没办法改变或者成熟起来的。

如果你完成了这个本体认同练习，却仍然试图让自己去获得他人的认可，你就依旧处于认同混乱中。别人怎么看你确实影响你的人际关系，不过，改变自己去适应别人的期望并不能使你获得清晰的认同。用从这个练习中得出的信息，你能够将真实的那个你呈现给他人。最终总会有人认可你的。你必须愿意忍受被不欣赏你的人抛弃的痛苦。而且，你可以自信地认为，真实的、现在的你一定会符合另外某些人的需要。当你遇到他们、并愿意显示真实的你的时候，你会得到认可的。

如果这个练习得以用一种健康的方式完成，那么它将使你接受你自己并且带来改变的计划。了解了你自己的感受、态度和信念，你就可以表达它们，让别人知道你喜欢什么、不喜欢什么。成熟意味着学会如何满足你的需要而不给你的人际关系带来麻烦，意味着让你准备好去面对未来的负面后果。

这一章的内容引导你确定你的个人特征，以便将自己与别人区分开来。你可能和别人很相像，但重要的是要认识到没有任何人会同他人完全相似，有些人则 180°地截然不同。一旦你对你的身份有了概念，你就能够认识和保护自己的界限，同时也能够认识和不侵犯他人的边界了。

你的关系模式是哪个？

从 20 世纪 80 年代早期开始，我就对人们在对待外部世界的方式上所表现出的差异感兴趣。这些年来，我开发并改进了一个有关个体差异的测试，称做鲍关系指数（BRI）[1]。在统计学上，关系模式可以被分为具有相反偏好的四组：领导与依赖，竞争与调和，参与与疏离，以及表达与思考。这些倾向表明你如何与别人生成关系，并由此生出十六种可能的模式。听起来可能很古怪的是，有些人在两个相反的倾向上得分都高或者都低。所以在每种模式下存在着形成子类型的可能。在本章中，我将说明十六种基本类型。

依照图表 6 中的说明，你可以找到对应着你的关系模式的四个字母一组的代码。这个简化版的鲍关系指数只是对你的关系模式的一个大致估计，尽管如此，它还是可以在大约 30%的实例中得出四个字母的代码，在超过 90%的实例中至少得出两个字母的代码。

在第一个方框中，确定出你是更接近于句子 1 还是句子 2。你所做出的选择结果会指导你进入到下面的 A 或者 B 选项。然后从那里，再从句子 3 和句子 4 之间做一选择。这一选择将生成你的代码的前两位。请将这些字母写在这张图表底部的前两条横线上。接着，到第二个方框，依照说明得出后两个字母。在底部的后两条线上写下这两个字母，这样你就有了你的四个字母一组的代码，你可以根据它来确定你的关系模式是怎样的。

图表6　关系模式诊断

1. 我喜欢从别人那里获得支持、欣赏和关注。＿＿＿＿＿＿＿＿＿＿＿去 A
或者

2. 我喜欢指导、获得结果和领导别人。＿＿＿＿＿＿＿＿＿＿＿＿＿去 B
如果1和2差不多，那就去 B。如果都不适合你，那就去 A。

A

3. 我随和、镇静，不喜欢冒险。＿＿＿＿＿＿＿＿＿＿＿＿＿＿＿＿圈 RH
或者

4. 我很独立，容易感到厌烦，喜欢以自己的方式做事。＿＿＿＿＿圈 RC
如果3和4差不多，圈 RH。如果都不太像你，圈 RC。

B

　3. 我有点爱管别人的事情，但竭力避免冲突。＿＿＿＿＿＿＿圈 LH
或者

4. 我很可能会用带有攻击性的必要的随便什么方式去获得结果。＿＿圈 LC
如果3和4差不多，圈 LH。如果都不太像你，圈 LC。
去下一个方框。

如果你圈出的是 RH 或者 LH：
1. 我需要在人际关系中保持一定的个人空间。＿＿＿＿＿＿＿＿＿去 A
或者

2. 我总想取悦他人，需要很紧密地参与别人。＿＿＿＿＿＿＿＿＿去 B
如果1和2差不多，去 A。如果都不太像你，去 B。

如果你圈的是 RC 或者 LC：
1. 我抗拒被人控制。＿＿＿＿＿＿＿＿＿＿＿＿＿＿＿＿＿＿＿＿＿去 A
或者

2. 我喜欢帮助别人决定什么对他们才是最好的。＿＿＿＿＿＿＿＿去 B
如果1和2差不多，去 A。如果都不太像你，去 B。

A
3. 我外向，喜欢开玩笑和寻开心。＿＿＿＿＿＿＿＿＿＿＿＿＿＿＿圈 DE
或者

4. 我善于分析，小心谨慎，需要时间独处。＿＿＿＿＿＿＿＿＿＿圈 DT
你必须选择3或者4。

B
3. 我外向，需要认可和接纳。＿＿＿＿＿＿＿＿＿＿＿＿＿＿＿＿＿圈 AE
或者

4. 我矜持、忧虑，需要肯定。＿＿＿＿＿＿＿＿＿＿＿＿＿＿＿＿＿圈 AT
你必须选择3或者4。

把从上面那个方框中圈出的前两个字母放在下面的前两条横线上。然后，把从下面那个方框中圈出的后两个字母放在后面两条横线上。横线上的这些字母就代表了你的关系模式代码。

————————　　————————　　————————　　————————

关系模式代码

LCAE：领导、竞争、参与和表达

LCAE 类型的人是竞争和表达类型的混合体。LCAE 类型的人总是承担责任确保别人去做他们该做的事情。他们做决定、解决问题，并命令别人服从。他们同时还是很有说服力的人，他们能够鼓舞人心，调动他人的积极性，所以别人愿意跟随。他们强有力的情感因素确保他们会去关注他们所指导的那些人。LCAE 类型的人富有同情心，但同时也显露出好像他们知道什么对别人来说是最好的。这种领导和关照的组合，成为领导一个组织的有利条件。在具有领导能力的女性当中，这是一种最常见的类型，在大型机构的 CEO 中，这也是常见类型。

LCAT：领导、竞争、参与和思考

LCAT 类型包含着相互矛盾的成分——就是说，他们既有直言不讳的一面又有拘谨的一面。他们同时还是威严的和一丝不苟的。有时，这些人可能是在探索所有这些不同的行为方式。不管怎样，别人认为他们强大而且积极进取。他们的从属依赖面不太明显。部分原因是因为他们可能想要避免显露出自己脆弱的一面。LCAT 型的人可能在非常自信和缺乏信心这两种感觉之间来回轮动。由于他们可能是富于攻击性的，所以他们会招致竞争，但由于他们还具有不带攻击性的一面，所以他们可能并不喜欢这种竞争。其最终结果可能是他们小心提防那些他们认为想要试图利用自己的人。这种类型的人可能需要关注和亲切，因为这需要被隐藏了起来，因而无法得到满足。

LCDE：领导、竞争、疏离和表达

LCDE 类型的人意味着是一个骄傲、可能过分自信的人。影响他人是一种特别的天赋，而 LCDE 的人可能通过奖赏或者是施压或说服别人来影响他人。他们是使事物发生改变的原动力。他们甚至可能去改变某种正在正常发挥作用的东西，只是为了改变，为了要在那上面盖上一个自己的戳子。LCDE 类型的人经常是些企业家，并且充满创造性的念头。他们的动机是使别人帮助他们达到他们的目标。为实现那些目标，LCDE 的人非常具有竞争性。他们对人感兴趣，然而，当他们需要把事情做好或者感觉到对方的戒备的时候，他们可能会表现出疏离状态。他们富于攻击性，需要掌控。这种掌控的需求对于一个领导者来说可能是有用的，但在与人的亲密关系中却会成为问题。为要保持控制，他们有时可能会对别人的需要和感受不敏感。

LCDT：领导、竞争、疏离和思考

LCDT 类型的人在组织机构中是一个强大的并且富于攻击性的领导者，并且在家庭中处于支配地位。LCDT 类型的人可能在情绪上是镇定而坚忍的。大多数这一类型的人对于什么是对的有着明确的看法，并且确信他们的想法和观点是正确的。他们充满信心地向他们的目标前进。这一类型的人是实际的、现实的、直截了当的思考者。他们认为达成目标比表达感受更重要。人们可能会指责他们有时在没有搞清楚别人想要做什么事之前便妄下判断。如果人们想了解他们的私事，LCDT 类型的人会觉得不舒服。他们通常原则性很强，依一套固定的规则生活。他们有条理，武断，并且固执。他们很重视别人对他们的工作、信仰和坚定信念的认可。

LHAE：领导、协调、参与和表达

这个类型暗示的是一个外向、令人信服而且温和的领导者。LHAE 类型的人负责任、有说服力，同时还对别人的需要敏感。对他们来说，人是重要的，当他们认为必要的时候，他们负责去"安排"别人。大多数这个类型的人是一个好的管理者，他们更看重的是指导和咨询而不是攻

击。他们不喜欢冲突。LHAE 类型的人很容易交朋友，他们既需要影响别人，又需要取悦别人。他们可能有占有欲，可能会过分地参与他们身边人的事务。

LHAT：领导、协调、参与和思考

这一类型的人有着强烈的责任意识，既对自己负责，也负责确保别人做得对。实际上，他们可能承担了完全属于别人的责任。不过，他们更可能的是替别人担忧，但不是攻击性地向他们施压。如果别人以不同的方式行事，LHAT 类型的人可能会武断地评判他人。对于他们身边的亲密的人，这个类型的人可能会为他们担忧、给他们提建议，并且对他们说教。这一类型的人做事很有条理。别人会把他们看做是一个完美主义者。一个 LHAT 类型的人会是个爱挑剔的、性情平和的人。

LHDE：领导、协调、疏离和表现

LHDE 的人通常是个有志向的人，但却可能愿意用和解的方式来处理竞争。这种类型的人虽然侧重人，但却不能与人保持密切关系。LHDE 类型的人以诙谐幽默的方式回避亲近。他们身边的人可能很少知道他是认真的还是在乱开玩笑。他们可能看起来开放，但是如果人们侵入了他们的舒适空间，他们却可以在瞬间就把自己封闭起来。LHDE 类型的人是友善和善于表现的一种混合体，同时情绪温和与意志坚忍。

LHDT：领导、协调、疏离和思考

这一类型的人具有很强的工作伦理，将精力集中在工作上。他们抑制会妨碍他们计划的情绪。情感和亲密关系对 LHDT 类型的人来说不重要，但是人们却会认为他们是友善和关切他人的人。他们会过分地控制情绪。他们沉着而且坚忍。他们通常喜欢稳定而不愿意冒险。LHDT 类型的人有坚定的信念，会对那些没有按照他们的标准行事的人表示不满。他们不喜欢冲突，但如果必要的话可以面对。这种类型的人很超然独立，他们是现状的管理者而不是改变的推动者。

RCAE：依赖、竞争、参与和表达

RCAE 类型的人通常总是要表达他们所感受到的。有时，他们会充

满激情，有时则陷入苦恼中。RCAE 的人不太可能是安详放松的，他们健谈，需要私人交往。他们既为别人做事，也从别人那里获得收获。RCEA 的人需要肯定、认可和受欢迎。拒绝对他们来说是可怕的。这一类型的人喜欢让别人感觉愉快。他们想享受生活，并且期待别人帮助他们做到这一点。他们可能会过多地承担别人的责任，而没有为自己承担足够的责任。

RCAT：依赖、竞争、参与和思考

这是一个平和与情感型混合在一起的类型。RCAT 的人喜欢让别人愉快，但当他们认为自己受到不公正对待的时候也会表现出竞争心态。如果感到愤怒，他们可能首先会向自己承认这一点，不过却会把怒气掩盖起来。过后他们会表达这种愤怒。有时他们对别人的期待过高过多，结果会感到失望。RCAT 的人通常是不错的思考者和策划者。他们内在化他们的情感，同时对别人的需要很敏感。这里存在一种内在的矛盾，即：他们关心别人，竭力去帮助别人，但是他们强烈需要证明自己是对的，并且会和观点不同的人发生争执。

RCDE：依赖、竞争、疏离和表达

这个类型混合了竞争和表达，但更多的是表达。他们既独立同时又依赖，虽然他们在承认自己的依赖面时会很不舒服。RCDE 的人富有进取心和创造力，他们喜欢刺激和变化。当发生对峙时，这个类型的人会立即为他们自己辩护。他们可能过度地关注公正。他们喜欢人，外向，但却保持着若即若离的人际关系，他们既需要别人，也需要独立空间。当他们感到不愉快的时候，他们就疏离别人，表现出固执、桀骜不驯的样子。他们容易感到厌烦，需要处于忙碌活跃状态中。

RCDT：依赖、竞争、疏离和思考

RCDT 是多种类型的一种混合体。在不同的时刻，他们可能是要求苛刻的、平和的、桀骜不驯的或者平静的。他们有竞争性的一面，但却可能会把感受藏在心里，保持一种疏离的人际关系。RCDT 的人有强烈的独立需求，不喜欢别人在情感上依赖他们。他们不介意义务地去帮助

别人，但是抵制对他们的时间的要求。他们可能过分关注公平问题。他们喜欢做白日梦，并且容易陷入担忧。RCDT 的人可能富于创造力，而且坚决果断。当与别人有分歧时，他们会直言不讳。

RHAE：依赖、协调、参与和表达

这个类型是容易动感情和具有平和性情特征的综合类型。由于这些特征，RHAE 类型的人容易相处，但在谈判中可能会放弃自己的主张。因此，他们寻求非竞争性的关系。人们可能会把他们描述为健谈和富于表情的人。他们对朋友十分忠诚。RHAE 的人通常关心别人，有同情心，是很好的倾听者。如果他们身边的人陷入困苦，他们会承担责任来减轻身边人的苦恼。人际关系是他们最优先考虑的事。人比完成任务更重要。他们需要别人赞同和认可他们的重要性。虽然这个类型的人避免挑衅，但他们有时会很执拗。

RHAT：依赖、协调、参与和思考

RHAT 类型的人希望和平的环境。他们可能认为自己有点依赖别人。别人可能认为他们是忠实的朋友。他们经常隐藏自己的感受，只要可能就避免冲突。这一类型的人敏感、容易觉得受到了伤害。同样，他们避免伤害别人。他们感到自己很难对别人说不，并且即便在他们认为自己是对的时候也可能妥协让步。这一类型的大多数人往往是完美主义者，但不管在怎样的情形下，他们都会忠实地履行他们的职责。RHAT 类型的人是很好的倾听者，关心别人的需要。他们可能抑制自己的需求，以免让别人失望。他们可能对自己期待得太多，所以容易担忧。

RHDE：依赖、协调、疏离和表达

RHDE 类型的人关心人，善于处理社交事务。他们想要和谐的环境，当人际关系不和睦的时候，他们会离开。这个类型的人喜欢为别人做事，而不是指导别人。别人可能认为他们善于表达、有风度。RHDE 的人享受使别人愉快的乐趣，希望帮助那些需要帮助的人。如果人际需求成为负担，他们会退回到自己的情感边界以内。很多这个类型的人选择了助人专业工作。他们需要来自他人的认可，所以可能会让别人来主

导他们。当受到逼迫的时候，RHDE 的人会被动攻击。

RHDT：依赖、协调、疏离和思考

RHDT 类型的人偏爱稳定的环境。他们回避冲突，当被迫面对冲突时，他们或者退缩或者疏离。他们需要时间独处。别人可能觉得他们腼腆。他们看重友谊，不发生冲突的时候，他们关心别人。他们会隔绝自己以回避争执。RHDT 的人可能有太多的担忧。他们害怕做出艰难的决定，特别是如果这决定的后果会伤害到什么人。他们通常都是努力工作的人。他们更适合于做个技术人员而不是领导者。RHDT 类型的人是平和与镇定的性格的混合体。

第五章 自 律

目标：你努力地去兑现那些长期目标，而不被一时的满足或者是摆脱压力所分心。

自律的概念时常被误解。自律能力通常会与意志力混淆，意志力指的是让你自己去做某件你应该做的、但是发现很困难的事。意志力仅仅意味着自我控制。本章在较宽泛的范围内探讨自律的概念，重点放在能够增进你的幸福的自律能力上。简单地让自己去做一些可能会让别人高兴的事并不是最有利于你的。实施能够给你带来幸福的行为的自律能力包括识别出什么是对你最有利的能力，检查你努力的效果的能力，改变那些没用的行为的勇气和自制力。

我给一个团体治疗的成员们介绍自律能力的概念。有几个团体成员反对我，因为他们更多地感觉到的是受到威胁而不是获得信息。其中一个中年男人抱怨说："你把我带回到了三年前我为自己的沮丧消沉而责备自己的时候。那时我感到内疚，认为我应该为自己没有做些什么来解决问题而受到责备"，"你好像在暗示说，如果我更有自制力，我就不会在这儿，我应该已经搞定了我自己！"

"我过于严格要求自己了，"另一个感到懊恼的团体成员抱怨道，"在有焦虑症和抑郁症的情形下，我一直坚持工作了好几年。我一直在看医生，想找出身体上的原因。直到我再也没法逼迫自己去工作时，我才去看了精神科医生，结果找到了我的问题的真正原因。在生活中我是有自制力的、有条理的，但这并没能解决我心理上的问题。"

另一个感到不满的成员嘀咕着说："我也是强迫自己更长时间地更努力地去工作，结果开始出错。我变得看不起我自己，我抑郁，再也做不出任何有价值的事了。"

这三个人都认为，他们的抑郁沮丧和其他情绪问题是在他们的自制力减弱之前就存在了，而不是相反。

你的目标是甄别出需要改变的领域，修正干扰你取得进展的惯常行为。当你必须放弃一时的满足，或者不能立即从坏情绪里解脱出来的时候，你会很自然地产生阻抗，不想去做那些对你的长期目标有好处的事情。知道如何改变你的惯常行为，是你情感成熟的一个重要组成部分。

承　诺

自律的重要主题是做出并遵守与你的福祉有关的承诺。如果改变一些不健康的行为就意味着需要人们放弃他们看中的某些东西时，所有的人内心似乎都会发生阻抗。大多数人都承诺过要戒烟或者减肥，但他们努力了一段时间之后，又回到旧习惯上来了。衡量你的自律能力，就是看你是否遵守了你对自己做出的承诺。如果你不够成熟，相比较而言，你可能更多地遵守对别人做出的承诺，而不是对你自己的承诺。你害怕的是丧失别人对你的信任，而不是丧失你对自己的信任。早晚有一天，当你不能遵守对自己所做的承诺时，你的生活会变得混乱不堪。

设定目标

在引言里，我把目标定义为你心中的目的或者意图。我说过，如果你的目标与你的动机不一致，动机可能会支配你。你必须学会管理你的动机，这样才能使实现你的目标成为现实可行的。当你觉得没有希望达到目标时，你就会想要放弃。当你把注意力放在处理生活中那些难以应对的处境时，你的无能为力的感觉会被强化，因此你会放弃努力而同时并不感到内疚。屈服或者放弃的动机是很强大的。

你应该给那些无法解决的问题贴上不重要的标签，重新安排你的注意力。但是，对于那些你有能力解决的问题，你可能仍旧找不出解决方法或者无法解决。对于某些根本无法解决的问题，你可以采取其他方式加以调整。有句乡村老话说："当你决定绕过树根犁地时，生活就容易些。"关键是，不要放弃，直到你尝试过一切可能的方法。

你设定的那些目标可能集中在你所期望的许多东西上。从你的价值观开始，把它们分为成功、人际关系和性格。

价值观

成　功	人际关系	性　格
雄心	关心别人	正直
奉献	有同情心	勇敢
决断力	宽恕	毅力
勤奋工作	谦逊	诚实
坚持	爱	优雅
承诺	愿意倾听	服务
努力	信任	牺牲
统筹安排	尊重	责任
远见	包含	独立
成就	相信别人	智慧
自愿	共同基础	风度
学习	合作	耐心
自主	礼貌	自信
直觉	包括他人	以身作则
信心	帮助别人	赞成
可靠	团结	自尊
正确抉择	忠诚	自律
做正确的事情	分享	职责
服从	友谊	内心和谐
追求梦想	宽容	有意义的生活
	欣赏	
	感激	

　　标注出你偏爱的有价值的那些东西，判断一下你遵循它们的意愿有多强。如果你无法遵从你的价值观的引导，一定是你的强烈动机把你引入歧途。要使动机和目标相一致，你必须改变你的价值观，或者改变你

的行为去接受这些价值的指引。

健康的选择

另一种方法是把你的错误的选择改变成健康的选择。这些改变能增加你的自尊。

你应该改变的是：

- 放弃怨恨，去宽恕
- 放弃对你自己或对他人的厌恶，去爱
- 拒绝牺牲长期利益以获取即刻的快乐，延迟满足
- 不要武断地评判别人，要接纳别人
- 不要高傲，要承认和表达真实的你
- 不要傲慢，要谦逊
- 不要伤害别人，要帮助别人
- 不要逃离恐惧，要直面你的恐惧
- 不要控制他人，要与人和解
- 不要装作漠不关心，要表示同情心
- 不要苛求，要表示感激
- 不要批评，要表示欣赏
- 不要不关心，要有同感
- 不要自怜，要有勇气
- 不要冲动，要有耐心
- 不要屈服或者放弃，要执着地去满足你的需要
- 不要失去关注点，要有目的地去做

从这个价值观和健康选择的列表中，选择出那些能够指导你实现目标的选项，以便你能够按照步骤改变自己。

建立改变的目标

这本书的一个主要话题就是改变。从头到尾，有好几种模型与怎样改变你的信念、感受或者行为有关。当你对于你想要改变什么有清楚的

想法，并且相信你能改变的时候，你就在生活中有了进步。认识你的短处，确认你的积极的目标是很重要的。大多数人不需要治疗师的帮助就能够发生转变。下面是一个示意过程，表明典型的转变是怎样发生的。但它只是一个示意，因为每个个体都会以略微不同的方式应对转变，但大多数人的主要部分是相同的。

转变过程中经历的步骤

如果你的惯常行为没有给你带来你想要的结果，那么你就需要或者改变你的目标，或者改变你实现目标的方法。转变并不容易，对改变惯常行为的过程和潜在的阻碍有一个了解，对你是有帮助的。

你力图通过转变你的个人想法、感受、信念和行为，来使你的情感得到成长。有些人兴致勃勃地阅读有关心理学方面的出版物，但没有改变什么。没有改变的信念可能会让你暂时感觉好些，但是问题会重新发生，冲突依然没得到解决。成熟的、健康的人际关系的特征之一，是当人际关系遇到问题时，人们会去改变自己。此外，如果你的行动不能带给你满意的结果的话，改变自己的行为是你的责任。

改变很难，而且它也应该很难。如果你可以因为一时兴起就改变，你的关系就会不稳定。那样你就不知道可以期待别人什么了。你今天看到的可能明天就彻底地改变了。尽管如此，作为人，你最了不起的力量之一就是你的转变的能力。当你的习惯行为不利于你时，你能够改变你的习惯。当你周围的人发生改变时，你也必须跟着转变，以适应新的社会环境。

因此，你必须首先了解转变的过程。你可能直觉地知道或者通过经验知道这个过程中的很多步骤。不过，看一下它们的要点还是很有帮助的。

步骤1

转变开始于觉察到某些有关你自己的新的真相。这真相通常与一个缺点或者事与愿违的倾向有关。自助图书、谈话节目和宗教领袖等可能会狂轰滥炸地告诉你需要改变什么。心理医生、配偶和朋友都想要告诉你，你有什么问题。但你所接收到的这些不愉快的信息大多数很快就被忘记了。我知道我听到了来自布道坛上的信息，我意识到："那说的就是我。我应该改变！"但到了第二天，我就已经忘记它了，我的良好意图没能实现。当你的思维被扭曲时，你不可能认识到你的问题。只有当你从一个不同意你的扭曲了的信念的人那里证实了你的问题时，你才能发生转变。

步骤 2

要使转变的过程继续进行下去，你必须时刻注意你想要改变的那些惯常行为。你必须意识到，你仍然在继续做着没有效果的事情。定期地进行咨询有助于你意识到自己的问题行为。或者，你可以从朋友、同事或者配偶那里征求意见。如果你强烈地意识到自己的问题，你的不安感就会增强。这种不安的感觉会促使你寻求改变。

步骤 3

不适感形成了动机。糟糕的感觉会把你推向健康的方向，也会推向不健康的方向。如果你这样想："为什么一定要我改变？如果我的配偶能改，我就不一定要改了。"或者"我受不了这个，我没准备好，我没时间或者是我改不了。"你会发现你在伺机逃跑。你可能会否认有问题，简单地忘掉它，或者认为它是小问题。你可以喝得醉醺醺的，可以发生婚外情或者为你自己的问题责怪别的什么人，所有这些行为都会给你带来暂时的解脱。找到逃跑回避的方式是很容易的，并且你可以轻易地实施这些逃避行为。然而，如果你选择逃避，你就会退回到循环中，重新经历一遍原来的过程：意识到自己有问题，做出无效的反应行为，再回到不安当中。有些人会这样循环多次而不会发生任何改变。

步骤 4

有一个完全不同的积极的方法，那就是利用这种不安的感觉对你的无效行为做出估量。"我烦透了，我受够了"，你可能会想"我得要改变些什么。"当你感觉到你已经完全厌恶了旧的无效行为时，你就是准备好了，可以开始进行真心诚意的、发自内心的、痛苦的改变了。在步骤1，你可能已经做出部分的承诺："我真的应该做点什么来改变我的行为了，等我有时间的时候我会的。"不过，这个承诺主要来自你的头脑，而不是你的内心。这里需要的是一个深切的、发自内心的承诺。然而，即便是有了这样的承诺，变化还是不会立即发生。真正促成承诺的是不安的感觉。

步骤 5

这一步骤是努力战胜惯常行为。尽管内心在抵抗，但为了取得进展，你必须坚持下去。这很困难，所以才要努力。你的感觉总是支持旧的习惯，至少在开始时是这样。你的感觉一生都在影响着你，不用等你对你所做的每一件事情做出意识层面上的决定。你用不着决定早上是不是得刷牙，你不加思考地就去做了。但在改变惯常行为的过程中，你就不得不以一种感觉不自然的方式去行动。当你开始采取新的行为时，你的整个导引体系会冲着你高声喊叫着："你完全做错了！"

步骤 6

如果你坚持下来，知道你的新决定比旧的感觉正确，最终，你就会有意识地去控制旧习惯。就是说，每当你想到它的时候，你就会用新行为去替换旧的行为。如果你坚持到足够长的时间，新的习惯行为便会取代旧的，它就会变成自动的了。这时新的习惯性行为就是自然而然的了，就与你的感觉相吻合了。

如果在改变的过程中你有了问题，你会受到阻碍。如果发生了阻碍，你可以甄别出它们并且去掉这些障碍物。

甄别并去掉路障

经常地，你通过否认某件事情来阻止改变的进程，为的是制造一个借口，使你可以逃避艰苦的努力。否认是用来缓解不安的一个简单的、常见的手段。改变是困难的，在人际关系上，大多数人都想要对方有所改变。

否认事实

如果你不把你的问题行为放在心上，或者根本否认它的存在，改变就永远不会发生。你将不会意识到需要改变。我曾经和一个家庭一起努力要消除他们承受着的持续的精神压力，因为这个家庭中做父亲的总是想要控制一切。在咨询中，轮流地，每个家庭成员当面对他说出自己的看法。但他听不进他们的话，并且试图把问题归结在别的地方。人们总是否认他们不能面对的事情。在这个特别的案例里，他不能面对的是放弃控制。

否认问题真实存在

如果你不想改变，可能是因为改变很艰难，或者可能你不得不放弃一些你不想失去的东西，于是你会尽量把问题缩小。你可能会想："这是一件小事儿"或者"每个人都这样"。有一位父亲向我抱怨说，他十几岁的儿子经常撒谎。他总是被当场抓住，总是受到惩罚，尽管会受到惩罚，但他还是继续撒谎。在我与这个男孩子的第一次会谈里，他只是关心如何控制他的女朋友。我质问这个十六岁大的男孩他不诚实的问题。

"得了吧，医生。你就总是完全诚实的吗？"他问。

"不是的。"我承认。

"瞧，每个人都这样。就是我爸把它当成不道德！"

这个少年在欺骗自己，他的谎言及其后果正在破坏他的家庭生活。在他的谎言和人们为了避免小冲突而说的"善意的谎言"之间是有区别。我说谎是个诚实的，但这并没有严重到破坏我的关系。如果我的妻子问："你喜欢我的这种家具新摆放方式吗？"我会不假思索地说是。我不想让妻子失望，我不像她那么对家具的摆放感兴趣。

如果你把精力放在这类阻碍上，那么改变就会很慢，或者变得不可能。如果你发现自己遇到了障碍，你应该在继续改变的进程之前先处理它们。[1]

拖延 [2]

拖延是阻碍遵守个人承诺的一个主要障碍。据估计，大多数人偶尔拖延，约四分之一的人是长期拖延者。因此，这是个必须重视的问题，它不仅影响个人，并且在某种程度上妨碍社会。

很多人在他们的工作环境或者家庭中因无法做到井井有条而苦苦挣扎。你很难让事情开始和结束。这是个常见问题，因为混乱是自然法则。无序状态——无序或者随机秩序——随时间增长。如果不加干预，所有的环境都会变得无序。要使之有秩序，需要耗费能量。因此，如果你允许混乱或者拖延，你做得很自然，不过在你遵循这个自然进程的时候，你会产生问题。因此你必须抵抗自然法则，使自己有效率和成功。

当你拖延时，你是在回避做那些需要特别关注的事情。你通常会因为没做该做的事而感到内疚。为什么你会这么糟糕地对待自己呢？你可能难以开始一桩新的事情，或者结束一件已经成为你的一部分的事情。你觉得只要你努力，你做的就是正确的，所以你就创造出你在努力的感觉。你认为如果你不努力，你就不值得花时间去做。

你可能害怕犯错误，表现得不够完美，所以你拖延一项工作，因为害怕做错。你可能没有强烈的愿望；你并不太想做这项工作，因为那是没有回报的。你可能害怕做那项工作，你可能不知道怎么去做，或者你不能胜任。大多数人要做的事情多于他们能有时间去做的事情，所以他们在管理自己的时间，安排优先要做的事情的时候总是很头疼。你可能在不太重要、但却比较容易完成的事情上用了过多的时间。

你可能消极地看待自己："我是个失败者"，"我不称职，"或者"我没有这个力量"，这些都是常见的拖延理由。你可能在愚弄自己，认为你还有时间采取行动。你可能会利用最后期限的压力，或尽量降低没有采取行动的消极后果。

此外，心理健康问题也会导致拖延。威廉·J. 诺斯博士（Dr. William J. Knaus）在他的《现在就做：如何终止拖延》一书中认为，抑郁、恐惧、焦虑、完美主义、逃避不适和寻求赞许是导致混乱和拖延的原因。上述的各种原因中都有同样的一种感觉，一种轻度的不安的感觉，这种感觉使你想要拖延。拖延令人厌烦的事情能够使这种不安感得到缓解。

改变拖延的习惯

1. 首先，你必须开始行动，去做会使你对自己的拖延行为感到彻底厌烦的必须要做的事情。

2. 把那些你知道你不会去做的令人厌烦的艰巨任务从你的目标里清除出去。

3. 当你发现自己在拖延的时候，不要让自己去做任何其他事（让人分心的事情），直到你回到必须要做的那件艰巨的工作上来。无聊能够激励你回到工作上去。

4. 早于你认为必须开始的时间去做那件必须要做的工作。

5. 设法让这件事情容易些而不是更难。一件值得做的事情，值得用你能够采取的任何方法去做。你不必把它做得十全十美。

6. 找到挫败自己的那些问题，比如难以集中注意力、焦虑、消沉或者是各种干扰事项，制定一个应对每一种问题的计划。

7. 当你试图开始做一件事或者要完成一项令人厌烦的艰巨任务时你就会感觉到压力，当你决定去做点儿别的什么事情的时候就会感觉到轻松的话，你要定位出这种压力究竟是从哪儿来的。不要去做那件分散你注意力的事情，要把注意力集中在这种感觉上，把这种感觉弄到意识层面上来感受。与这种感觉对话，设法透彻地了解它。通过练习，最终，你能够减轻这种感觉，并且能够用必要的行动来控制它。

有很多种理论和方法与高效有条理地做事有关。我个人偏爱的是大卫·爱伦在《尽管去做：无压工作的艺术》(《*Getting Things Done：The Art of Stress-Free Productivity*》)中提到的方法。要想高效，我推荐你买他的书或者参加他的一种课程。

重要的是你要记住，你所拥有的最有价值的财富之一，是你改变习惯的能力，那些习惯妨害你获得更幸福的生活。尽管改变很难，但不管需要多少时间和精力，这些时间和精力都没有白费。

第六章　获得合作来满足个人需要

目标：你是个社会的人，经常需要别人的帮助来实现你的目标。你需要学会以不破坏人际关系的方式来获得合作以满足你的需求。

你怎样才能得到你期望的和需要的东西同时又不破坏你的人际关系呢？一种可能的方法是，什么都不做，只是期待着，早早晚晚地，别人会看出你想要什么。或者，你直接提出要求。如果请求没用，你可以运用你的说服力。如果你陷入僵局，你可以通过协商或者合作来解决问题。这些都是健康的满足你需要的方式。如果你不注意维护关系，你可能会采取摆布他人的手段，会强求别人，会像个受害者似的，会采取法律行为，或者使用武力的或精神上的逼迫手段。这些手段都是不健康的。在决定用什么方法的时候，你必须了解你自己想要和需要的是什么，包括短期和长期的，以及在和另外一个人的长期的健康的关系上，你要投入多大的精力。

接受主动提供的东西

要想获得你想要的，最不干扰他人、最不复杂的方式就是接受别人无偿提供的东西。对有些人来说，他们无法接受别人给予的东西，因为他们觉得自己不应该得到。有着根深蒂固的羞耻感的人和那些自童年时期就养成了把自己视为二等公民的人，都无法接受无偿给予的东西。你可能觉得不配，或者甚至感到内疚；你可能会谢绝礼物，拒绝好意或者赞扬。如果你觉得你必须为占取空间、甚至仅仅是呼吸而道歉，或者如果你不能接受赞扬，你可能就符合这个类型。这个问题可能看起来很小，但它会在任何类型的人际关系当中引起麻烦，包括婚姻关系，只要对方享受给予的快乐。

艾尔是个典型的例子。他将自己描述成一个计算机怪才，实际上他是个计算机程序员。他来治疗，是因为他很难交朋友。对他社交技能的分析显示出他在接受赞扬或夸奖上有问题。当有人夸奖他时，他总是羞得脸红，然后又觉得脸红很蠢。他感到最困难的地方是听女人称赞他，其次是来自权威人物的赞扬。

不能接受别人的给予的人可能会认为这个瑕疵并不重要。实际上，这是一个需要解决的问题——愿意接受别人的没有任何附加条件的给予。

表达想要和需要的东西

要获得你想要的东西，最容易的方式是提出你的请求。听上去这可能很简单，但对很多人来说却很困难。如果你提出的是一个真的请求，你应该能够接受拒绝。如果不能接受否定的答复，你事实上就是在强求了。很多人不是请求别人而是喜欢摆布别人以获得想要的结果。这是因为在别人拒绝他们的请求时，他们感到自己被抛弃，甚至觉得受到伤害。另外一些人可能担心的是，他们的伙伴顺从一个请求，只是为了让他们高兴。在这种情况下，你可能觉得害羞，好像你的那个请求是在强迫你的伙伴似的——好像那是一个变相的强求。

下面的这些惯用句子是一种健康的表达请求的方式。这种请求策略已经在心理健康群体中运用超过了三十年，一次次地验证了其有效性。

1. 我觉得（受到伤害，难过、生气，等等）。

2. 当你（不希望的行为）。

3. 我想要你做的是（希望的行为）。

这是一种非强求的请对方改变的惯用表达方式。如果你的伙伴抱怨或者指责你是在强求，你可以回答："我只是让你知道我对你行为的感觉。你不一定要做什么。"

如上所述，一个真实的请求意味着你能够接受拒绝而不会感觉像个受害者。不管你的请求多么温和，如果不能接受对方说不，你都是在强求。但如果你的请求得到的回答是不，你不必放弃。你可以继续以健康的方式沟通，把你的请求变成影响。

影响你的伙伴

说服、推销和影响他人都是常常用来获取人们想要的东西的技巧。不过，只有当那个人信任你，并且认为接受你的观点不会导致损失时，这些技巧才能获得成功。

如果你能说服你的配偶或朋友用你的方式看待一件事，那很好。但你务必要注意的是，要用健康的方式去影响他人，要避免滑向操纵别人。不顾你的伙伴是不是愿意，坚持要他们按你所希望的那样去做就是操纵。如果你是个操纵者，你经常会依靠哄骗、欺瞒、诡计、威胁或者撒谎的方法来达到自己的目的。

维利就是这样的一个人。他总是通过操纵他的妻子来满足自己的需要。对他来说，直截了当地提出要求是很困难的。他总是偷偷摸摸的，发出双重信息——一方面，他板起脸，表现出不高兴，让别人感到内疚，否认他对某件事情的需要，但同时却传达出他对那件事的需要。

维利想要他的妻子陪他一起去参加年度深海捕鱼旅行。依照传统，男人不邀请他们的妻子，但是这回他们决定让今年的旅行不一样。维利知道简非常不喜欢捕鱼，因为有皮肤癌的初步诊断，她必须谨慎地避免阳光的照射。但他不想做唯一一个没有搭档的渔夫。他先是很谨慎地说："有几个家伙邀请了他们的妻子下个月去海边。"

"你在邀请我吗?"简问道。

"如果你想去的话可以去。"

"好吧，如果你不是真的想要我去，我想按我原来的打算待在这儿。"

"你总是做你想做的。"他沮丧地说。

"维利，你到底想要我去还是不想?"

"如果你不去，你是唯一缺席的妻子，但我知道你不是那样的。如果你拒绝的话，我会理解的。"

"该死的! 我想你是想要我去，但除非你直接说要我去，否则我不去!"

"我就知道你想按你的方式做，否则就没门。那帮家伙提出来的时候，我就知道你会把这事搞糟的。"

"为什么每回都是我的错儿?"简气冲冲地离开房间。

简和维利都受到伤害,都感到沮丧和挫败。维利开始时试探着间接地影响简,并不准备承担请求她去的负责。他这样做,是要避免拒绝,或者害怕被简认为是他在强迫她。事实上,是维利自己在试探中设置了他一直害怕的那个拒绝,他为了减轻自己的痛苦感觉,想通过让简觉得她自己应该受到责备来达到目的。

促进别人发生改变

有时候,你可以通过显示你的重要朋友或家人的行为举止来促使他们发生改变。玛丽的孩子这周要来看她。她对丈夫詹姆斯说:"亲爱的,我的孩子们爱你而且尊重你,但是如果你什么也不说就上床睡觉的话,他们就会想你是不是在乎他们。我想,如果你说'我累了,想睡觉。明早见',他们就能理解。"

在向别人建议一种行为时,你要有能力小心谨慎地把握住表达支持关心与坦诚直言之间的分寸。在处理你的重要人际关系时,如果看起来你太过消极,那么什么变化都不会发生。如果你处于太过对立的状态,你的伙伴会觉得被驳斥,会抵制你的建议。如果你的情感和对伙伴的行为不够真诚,你的人际关系就不会得到发展。要使人有所改变,必须让人们信任你,相信你在乎他,认为改变是符合他的最大利益的。你对你生活中重要人物的感情是真诚的,对于发展你的人际关系是非常重要的。

面对让人为难的要求

当你向别人提出要求时,拒绝是难以接受的。有时,一些健康合理的原因会让人去提出一些要求。有时,问题的根本与道德或者伦理有关,因此达成妥协和解是很不容易的。有时候成败关键在于你的优先选择。比如,萨曼莎和罗恩决定结婚,罗恩带着前次婚姻生的孩子。罗恩要求萨曼莎承诺不怀孕,但是萨曼莎想要一个自己的小孩。如果罗恩不同意再要一个孩子,她是不会接受他的求婚的。在这种关系背景中,萨曼莎想要做母亲的情感重于罗恩想要维持现在的家庭规模的愿望。在其他的婚姻状态中，均衡可能是困难的——或者更糟糕。如果双方情感的影响力完全相当，妥协就会很难，甚至是不可能的。比方说，一对夫妇不可能决定要半个孩子。只能是要或者不要。

为寻求和解，你可以求助于竞争性谈判、合作解决问题或者第三方调解。

争执的解决办法

有四种主要方法可以解决争执：谈判、调解、仲裁和诉讼。重要的差别在于费用。谈判所需费用比较少；调节多一点，仲裁更多一点，而诉讼的费用显著增加。在谈判和调解时，人们面对面争论，调解者完全能够控制。在仲裁和诉讼中，当事人无法控制。所有四种方式都受法律约束。

竞争性谈判与合作解决问题

谈判与合作解决问题是通过协商解决争端的两种形式，是两个或更多的人在一起决定每个人应在相互关系中付出和获取什么的过程。要解决冲突或者达成一致，交流沟通过程是必要的。当事人通常有着复杂的动机：如何得到他们想要的——尽可能多地——而且不会严重破坏他们之间的关系。

当两个人的要求相反，而他们对自己的要求又有着同等强烈的感受时，这是进行竞争性谈判或者合作解决问题的理想状态。竞争性谈判是对抗性的。参与者从他们最初的立场向后撤，直到他们能够达成一致。在这样的谈判中，重要的是你的对手认为你是公平合理的，你没有欺诈意图。欺诈行为会导致他或者她中止谈判进程。在这类谈判中，人际关系没有获胜那么重要。比如，威尔逊在当地的报纸上发布广告，想要卖自己的车。他的开价高于他的底线，以便留出协商的空间。哈利看到报纸上的广告，去威尔逊的家里看车。他出的价钱比威尔逊想要的价格低得多。这两个人来回讨价还价，直到达成一致。两个男人都不在乎对方怎么看自己。他们只关注获得最好的价格。

在竞争性谈判中，当一个人获益时，另一个就发生损失。争论的是利益的份额。每个人通常都会要求比他或她预计可能获得的更多的份额。对双方来说，当无法达成一致、冲突将会继续时，协商是唯一明智的选择。协商有时是达成一致、避免陷入僵局的唯一方式。

当你陷入对抗僵局时，提醒自己在无法达成一致时你将承受的成本对你是有好处的。当双方意识到成本很高的时候，达成一致的动机也会很高。

竞争性磋商的技巧包括明确界定你想要分得的那部分"饼"。尽你可能地提出要求，指出你的理由的优势或者正确之处。磋商像两个人跳舞，在谈判初期，会做出大的调整，接近结束的时候，你移动的步子要小一些，同时放慢步伐。最终形成的协议通常接近初期调整的平均值。

谈判初期你的调整决定了你在谈判结束时的位置。从你认为公平的最外缘，同时也是可能被对方接受的那一点出发，开始谈判之舞。如果你能够向对方成功地沟通你的有力的保证和你的立场的逻辑性，你还可以从更有理由的报价开始。如果你的对手是明智的，这个过程会比较短。如果被阻挡在某一问题上，可以把它与你的对手感兴趣的什么东西联系起来。为施加压力，可以利用底线，但是不要把你真实的底线透露给你的对手。

你无时无刻不在协商，尽管你可能并不认为你事实上是在协商。所有的人都会卷入冲突，大多数人喜欢以他们自己的方式解决问题。而与此同时，你顾虑破坏重要的人际关系，所以你的动机是混合的。有的人习惯于与人协商。一个女人曾经告诉我，她每次买东西都协商——包括在百货商场、杂货店和餐馆。她说，窍门是去找那个有权力决定降价的雇员或者店主。

通常，你知道你自己想从一个情境中得到什么，所以在协商开始时，你可以先询问你的对手想要什么和需要什么。最初的状态肯定是对立的，或者没有谈判的必要。接下来的沟通是要找到和解的办法。

比如，盖利是一个内科医生，是一家妇女诊所的主管。他的弟媳克莱尔是诊所里的护士。因为盖利的时间有限，所以他在一些空白处方上签了名，让护士按照他的嘱咐填写处方。当地的一名药剂师告诉盖利，克莱尔在过去的几个月里填了几份可待因处方。盖利于是当面批评他的弟媳。

"克莱尔，村药房给我看了一张管制药品的处方，是我的签名，上面有你的名字。我深感忧虑。我想要你向护士委员会自首。"

"不，我不能那么做。"克莱尔说。

"那我就不得不那么做了！"

"你不能那么做。那会毁了我的，我嫁给了你的弟弟。"

"你看，我不想伤害你或者是我的家庭，但我必须得做点什么。药剂师知道我知道这事。什么都不做是没有职业道德的。"

"拜托，我马上辞职，换个地方。没有人会知道。"

"我不能让你继续做和药物有关的工作，最终你还是会被抓到的。我很在意你的幸福和我的侄子们。"

"我不一定非要做诊所护士。上个月我的一个朋友给我找了一个医疗器械销售的工作。我没法接近药物的。"

"这样吧，如果你敲定了那份销售工作，并且同意接受一个月的治疗，我就不把你交给委员会。"

这是雇主与雇员对峙的例子，还是一个谈判的例子？两者都是。两个当事人分别从各自的处境出发，就这个问题开始协商，然后逐渐改变他或她的报价，直到达成一致。任何冲突状态都存在谈判的机会。

合作解决问题

第二种方式，是合作解决问题，它不是对抗式的，它需要信任。这里人际关系是第一位的，应该得到保护。当事人赞成共享他们的所有信息，致力于"没有失败者"的解决方案。这个方法比较困难，需要更多时间，但它更令人满意，不会给人际关系带来太大损失。

如果你十分珍惜一个关系，想要用合作的方法解决问题，那就按照下面的步骤进行：[2]

1. 把当事人与实质内容区分开——出了问题的事件——把注意力集中在实质内容上。

2. 把问题——分歧、要解决的问题，那些有形的、具体的和可衡量的事物——同你在这些问题上的立场区分开。就问题的定义达成一致意见是重要的。

3. 寻找根本利益，并找出满足这些利益的方法。

4. 运用创造性思维，找出多种选择。

5. 完善并评价这些可选项。

6. 寻找那些对你来说成本低，对你的伙伴来说价值高的东西。

7. 共同想办法，把你想要得到的东西与你能够给你的伙伴想要的东西联系起来。

在合作式解决问题时，各方都站在同一立场上，相互合作，共享所有信息，作为一个整体来解决共有的问题。例如，玛丽恩迫不及待地要回到家告诉她的丈夫罗兰她的好消息。她的法律事务所给了她合伙人身份。但罗兰在家门口迎接她的时候，却用他的消息给她浇了一盆冷水。

"我在家里走来走去地等你回来，"他满脸笑容地说，"我得到了一个销售经理的职位，有六位数的薪水！"

"哦，我们都有好消息。我获得了合伙人身份，我将是事务所的第一个女性合伙人。"她说。

罗兰想了一下，说："玛丽恩，我爱你，我们在一起生活得很幸福。我保证我们会过得更好。这个新职位会有很多津贴，我们会有比我过去所希望的还多的收入。不过有个问题。这个新职位需要我们搬家。"

"你一定是在开玩笑！我不能离开这儿错过这个机会。我们打算搬到哪儿去？"

"波士顿，"他有气无力地说，"不过我们不用着急。他们六个月之内不需要我。威尔逊到那时候才退休。"

"罗兰，别这么对我。这是我的大好机会。"

"玛丽恩，千万别把这事儿弄糟了。我们不得不在这两个好事之间做一个选择。我们不能错过机会，我们有时间做决定。"

"我们没有时间做决定，"她说，"我非常感激地接受了他们的提议。我没有理由回绝甚至是拖延决定。我没有想到会发生冲突。我在办公室的时候，他们就叫来了印刷工人，修改了信笺抬头。我不想明天去对他们说：'我很抱歉，我现在不能接受这个提议。我需要考虑一下。'"

"喂，听我说，我知道我们两个都想要我们的职位，但我们需要把家庭作为一个整体来考虑。在这种情形中，我们不能让谁输或谁赢。我们得想出新办法，让我们都成为赢家，否则，从长远看，我们都会成为输家的。"

"你说得对。让我们来考虑一下事实和我们可选择的。首先，我们不能都接受新职位又维持家庭。拆散我们的家庭是不能选择的。"玛丽恩说。

"我同意。住在两个个不同的城市里也是不能选择的。我要告诉你让我害怕和沮丧的是什么。我知道你会说我性别歧视，骄傲自负，而且我也不好意思说出来。可是，如果我待在我原来的职位上，而你成了合伙人，你挣的钱就要比我的多了。"

"是的，我理解，我不会批评你的任何感觉。我希望如果我们决定要我的合伙人地位，你的痛苦会是短暂的。另外的事实是，如果我们搬家，你会有工作，而且挣更多的钱，而我却会没了工作。如果我们留在这儿，我能挣更多钱，而你还能有你的收入。"

"玛丽恩，我们搬家之前还有一年呢，在这段时间里你可以找到好工作。你有作为出庭律师的优秀表现记录。我对搬家的最大顾虑是珍妮。明年她就十三岁了，她不会想离开她的朋友的。我会搞得整个家庭都反对我。"

"你的老板会在五年内退休。如果你留下来，你不是很有可能等到他的职位吗？"

"我不知道。有可能，但我直到现在没有得到这个工作的提名。"罗兰说。

"罗兰，我一直在考虑你害怕你自己不是家里的挣钱人这个问题。我们现在的收入，让我们过得可以。我知道你把投资当成爱好。我会把我的额外收入给你，你看着合适就投资。如果你挣了钱，那就是你给家庭收入的额外贡献。如果你损失了，你就麻烦了。"她笑着说。

罗兰和玛丽恩遵循的不是解决问题的正规大纲，但是很明显，他们把关系放在第一位。两个人都在考虑实际情况，积极地想要找出所有人都可以接受的一个办法。

要成功地实现合作式解决问题，你必须肯定没有人会放弃。如果伙伴双方不在场，冲突不可能解决。那个环境应该是僻静的，没有分散注意力的东西，是隐秘的。要有足够的时间达成新的可供选择的办法。在开始这个程序的时候，必须要有一定程度的信任，否则协商就会带有竞争性。最重要的是要维持这种信任。对话应当是非戒备性的，愿意使其进行下去。罗杰·费希尔和威廉·乌里在他们的《谈判力》一书中说到"谈判柔道"。[3]如果你的谈判伙伴抨击你的意见,你不要变得戒备起来,抵制住要捍卫你的立场的自然冲动。当别人说"你总是想要按照你的方式"时,你会变得戒备,并且回敬道:"这不是事实。我上次向你让步了!"相反地,你应该说:"有意思。请你谈一谈我的自私。"

像前面说过的,谈判和合作式解决问题都是沟通技巧,用来决定每个人在关系中将要付出什么和得到什么。成功的沟通要求很多技巧。

对操控的意外回应

经验法则告诉我们说,要避免你的情感被操控,你可以试着用意料之外的回应对待操控。比如,8岁的罗宾在家里横冲直撞。她闯进姐姐蕾切尔的房间,姐姐正在招待一个朋友。蕾切尔砰的一声把她关在门外。罗宾使劲地拍打关着的门,字斟句酌地说了些话。接着她去了厨房,对着妈妈大叫,然后又把攻击目标转向父亲:"你给蕾切尔的总是比给我的多!我受够了,就好像我不属于这个家似的!"

父亲不是进入防御态势,相反他回答说:"是啊,你可能是对的。我不知道为什么我们会这样做。"

罗宾显得有些困惑。"很明显,你最爱她了。"她哀怨地说。

"不,那不是事实。"她的爸爸回答说:"我们爱你们两个,所以那不对。我得问问你妈妈,看看她是不是知道。"

罗宾尖叫着:"噢,什么都不要再做了。"她回到自己房间去思考,冲突平息下来。

费希尔和乌里建议用一些短语或者句子来帮助你,使你表现出愿意听取别人的观点并且改变自己的想法。他们建议的句子包括:"如果我错了,请纠正我。""我很感激你所做的一切。""我关心的是公平。""我希望在原则而不是权力的基础上解决问题。""让我来说一下按照你的推理我会遇到的麻烦。"还有"我能不能问几个问题来看看我的论据是否是对的?"这些说法有助于使沟通继续下去。对别人的观点表示出不感兴趣的样子可能会结束这种交谈。

当你的对手想要和你竞争性谈判,而你判断失误,却率先采用合作式解决问题的方式,你就处于劣势了。为面对这种情景,你必须进入竞争性谈判的状态。如果你的竞争对手这时候开始采取合作态度，你要原谅他刚才的攻击性行为，回到合作式解决问题的方式上来。

有些人对谈判或者合作都没有兴趣。他们即使在没有什么重大损益的情况下也会提出令人为难的要求。问题并不在于具体的收益，而是要加以控制。有时，人们可能想要让你觉得自己像个受害者。虽然他们喜欢或者爱你，但他们还是想要坚持他们的方式，想要让你感觉糟糕，这样你就会屈服。要学会避免被人摆布，避免别人把你弄得像个受害者，这很重要。

对于处在人际关系中的双方，关键点是要学会如何解决冲突。否则，它就会积累，形成情绪上的负担，危害将来的关系。过度的控制和操控会导致受到伤害和愤怒的感觉。随着时间的流逝，人可能变得绝望。绝望的人会做出孤注一掷的举动。有些人走上法庭，有的人使用武力攻击他人。每个人都是输者。

调　解

调解是利用第三方促使达成协议，这个第三方通常是中立的。调解越来越流行。这个方法被用来代替商务诉讼，解决教会冲突，以及婚姻和离婚咨询。调解的费用通常比较低，有时更有效，更快捷。争议双方的心情好于法庭上的对峙。但调解并不总是可行的。争议的一方可能不愿意调解，因为他或者她不信任这个过程，或者认为调解者不了解情况。有些人宁愿要法官的判决，而不是就问题进行讨价还价。有时，是人们没有能力应付调解，不管是在智力上还是情绪上。虽然存在诸如此类的不如意的地方，调解的长处还是多于短处。

在改变校园里的暴力文化方面，一个新引进的方法就是同伴调解。有报告显示，学生们很钦佩这些同伴调解员。在南加州威斯敏斯特西橡高中的一个项目里，学生调解员学习了一学期的有关这种技巧的课程。两个或两个以上的受训学生为其同学间的争执进行了调解。在一年里，共进行了55次调解，涉及139名学生。这些调解中，53次的调解结果是签订了协议，除了两个以外其余全部兑现。

调解成功率高的另一个背景是在商务环境中。管理者们要用他们

25％以上的时间来处理各种冲突。公司通常同时使用内部调解员和顾问两种方式。比如，弗雷德雇佣了一位名叫约翰的雇员，他的工作是定期到城镇去送达与公司业务有关的文书和包裹。弗莱德对约翰很满意，想赋予他更多责任。弗雷德给约翰增加的工作是每周二和周五去银行存款。约翰带着存款去银行，看着出纳员计算支票上的数千美元。要为这么多钱负责，他开始觉得不安。当他回到办公室的时候，他告诉弗雷德，他以后不再去存款了，这不是他分内的工作。弗莱德提醒约翰，他被雇来做送达工作，其中包括送支票给银行。他希望约翰做这件事。约翰则抱怨说，他不是被雇来承担这份特殊职责的，并且说他不会干的。弗莱德认为约翰不服从指派，当即解雇了他。约翰向公司的人力资源部投诉说，他因为拒绝执行分外工作而被解雇，也没有得到事先警告。

公司的申诉专员为他们进行调解。申述专员首先解释了他的专长、偏向和角色。"约翰，你可能会顾虑我是受公司雇佣的。不过，我是被雇来倾听雇员和顾客的投诉的，是帮助公司解决这些投诉的。我的目标是公平和公正。在这个公司，我相对算是新来的，但是我已经参与了大约十起调解，并且一直在接受专门技术培训。"

"我们的会面是非正式的。我不是法官，也没有要求证据的正式规章。我会简短地和你们每个人沟通。这种会面，或者预先的交流，能让我帮助你们克服调解过程中遇到的阻碍。这些会谈都是保密的。我会销毁我可能做的任何记录，我也不会向管理方报告。我希望能达成一个协议。如果达不成协议，可能要上法庭。而我们在这里所做的事情不会被用于法庭。"在这样一番开场白之后，双方进行了公开的陈述，调解者努力促成了一个书面协议。

在进行合作式解决问题时，调解员使用的一种指导技法是让当事人肩并肩坐下，面对一块白板或者张贴着的大张白纸。调解者写下他们的问题，让他们作为一个团队一起来观察思考，使他们联合起来用他们的才能和创造力来达成问题的解决方法。这种象征手法很重要。当事人不是对立地面对他们之间的问题，而是作为一个团队肩并肩地坐在一起，面对共同的问题。两个想要解决争端的人，可以自己遵循这个程序去做而不用调解者参与。

开明的公司通常会在他们的政策手册中写入为雇员的异议提供调解

的内容。没有被管理层注意到的冲突，可能严重影响生产。对公司来说，调解成本通常低于不愉快的雇员旷工的成本。

在离婚夫妇的问题，法庭调解的成功率比较高。离婚的夫妇心怀愤怒和不相信，使得他们无法共同抚养孩子，而他们的孩子也很痛苦。调解过程通常将调解和心理治疗结合起来。在心理治疗时，离婚双方接受辅导，学习如何沟通和重建尊重，这可以使他们以健康的方式抚养孩子。

在我们这个国家里，法院是保护你权利的中坚力量。但诉讼的功效是有限的。充其量，打官司的结果是制造出一个胜利者和一个失败者。但调解则有可能让双方都是赢家。在 1980 年代的农场危机中，在调解者的努力下，农场主和放贷者都改善了各自的处境。假如以法律为准的话，农场主可能会失去他们的土地，而放贷者获得的是难以售出的土地而不是获得他们更想要的现款。

如果你是赢家，为什么还需要改变？

那些在人际关系中处于控制地位的"赢家"，为什么应该和他人分享权力呢？

首先，如果你在冲突中一直是赢家的话，那你就一定要与一个失败者相处。与一个长期失败的人相处是没有乐趣的。

其次，每个人都是有力量的。眼下看起来是赢了，但你可能正在使自己面对未来的损失。最消极的人，最终也会抗拒对他的控制，并且变得具有被动攻击性。比如，提娜的丈夫在喝了些酒之后，就会在社交聚会中弄得她十分尴尬。她讨厌引起别人的注意，通常总是消极地听着周围人的谈话。罗杰以这样的方式让别人注意到她，"嗨，各位，提娜有个很棒的笑话，你们一定得听听！"她没有笑话可讲，如果她有，讲笑话本身也让她很尴尬。她结结巴巴地咕哝了一会儿，他就插进来解救她："伙计们，我猜她是喝多了，所以我来替她讲吧。"他觉得这很好玩，但这毁掉了她一整个晚上。

在类似的这样一个事件之后，一天，提娜明知道罗杰那天不在办公室，但她故意送花到他的办公室。附言卡片上写着："罗杰，我们的夜晚是如此美妙。确认一下并告诉我下次什么时候你妻子不在。"署名是"亨利"。她知道花束会留在前台等他回来，爱传闲话的秘书会受好奇心驱使，看那张卡片。当被问到这个笑话不是也会影响到她吗，她回答说："很可能会，但是值得。罗杰讨厌同性恋。"她说，罗杰回家的时候，从来没提过花的事情。那些觉得自己控制着局面的攻击性控制者，可能会招致被动攻击的人际关系。

权力分享

如果权力得以分享，人们可能更能获得成功。分享的权力指的是，用请求、说服、协商和妥协的办法去满足你的需要。在分享权力的时候，你不一定要精确地分享所有东西。一个人，由于他或她的特性，可能在关系中是一个较好的决策者。但另一个人也应该拥有足够的影响力，以便他或她的愤怒不至于累积。积攒起来的怒气会在以后直接或间接地发泄出来。

寻求安全的人际关系的动机

  情绪控制的第二个动机是社会性的——在人际关系中感到安全。你尽量减少你的人际关系问题来维护安全感。通过当好人和避免冲突，你暂时感觉不错。你害怕拒绝。这些取悦他人的行为可能让你感觉到安全，但如果你忽视自己的需要，你最终可能会感觉到压力和愤怒。这个动机与你成功地在你的社会背景中行动有关。你的某些惯常行为并非总是有益的，它们需要得到修正，就像第七章中提到的文化期待。另外一些行为则是有效的，需要加强，比如建立人际边界，发展信任和尊重。

第七章　期　　待

目标：如果你的期待得到了如愿以偿的结果，它们就是现实的。一个期待不管多么的符合逻辑、合情合理或者道德，如果它不可能发生，它就是不现实的。你的目标是尽力生活在现实中。

公认的但不现实的期待[1]

保持安全的人际关系的一种方法是，把你的文化所公认的那些东西作为你的健康的期待。这种被期待的行为似乎能够产生预期效果，因为这会使你周围的人感到轻松愉快。有些期待行为是不可能去做的，是会引起个体的压力的，早晚，还会导致紧张的人际关系。

如果你的期待是不现实的，那么被你视为问题或是损失的事情，最终可能被证实是不现实的。有五种基于文化的不现实期待。这是指你从小就懂得要尊重的那些期待。第一，你必须是完美的，不犯错误的。第二，你还必须尽快做。你根据时钟做事，看自己在一个给定的时间内做了多少事情。第三，永远是坚强有力的；伪装自己，隐藏起任何可能被人发现的弱点。第四，如果你想要别人喜欢你，你必须先要讨好他们。如果你让别人开心，他们就会蜂拥而至。最后，如果你想要成功，你必须更加努力。当然，你不但这样期待着自己，也这样期待着别人。正是由于这些期待，如果你的配偶或者朋友犯了错误或者让你不高兴时，你自然会烦恼。父母们也许懂得，期待他们的孩子们遵从这些期待是不现实的，但这个循环在每一代人身上重演。

这五种期待造成了你的很多不必要的心理负担和人际冲突。它们根深蒂固地存在于人们的文化传统中，以至于你会认为，"也许我不能做好这一切，但它们肯定是一些应该建立的很好的目标。"当你强迫自己试图符合这些期待的时候，你便会陷入困境。

这些期待具有破坏性，不仅是因为它们引起精神紧张，而且还因为它们完全无助于提高你的生活品质。追求完美对生活品质的掌握没有任何帮助，却只会让人感觉糟糕。作为一个完美主义者，你可能做到了99.9%的完美，却在为剩下的0.1%的不完美而焦虑。那些并不期待个人完美的人，当作出了出色的表现时会感到满足，而一个名副其实的完美主义者却很少或者从来都不会感到满足。

匆忙是农耕文明和工业文明间的一个不同点。在工业文明中，钟表是工具，帮助人们按时抵达目的地，遵守约定。加快生产有助于你的竞争，并增加你的收入。但这样一来你就被时间控制了，而不是利用时间来改善你的生活。你被它驱使着，以至于忘记停下来享受生活，就像人们在农耕文明中所做的那样。农耕文明中的人能够领悟不匆匆忙忙虚度此生的重要意义。

要求你表现出坚强的外表的期待导致你隐藏你的弱点和不能被接受的情绪。但是这样一来，你担心人们会发现它们，同时你还必须把这新的恐惧也隐匿起来。有这种问题而且还非常严重的人认为，即便是表露出正面的情绪也是一种虚弱的标志。这种必须坚强的教育有时是从保护你的家庭的想法开始的。父母可能会说："别跟邻居说这些。这是家庭内的事情。"这对孩子做出判断不是一个好的飞跃，他会决定："我不会跟任何人说我的想法和我的感觉，即使是我的父母。这是个人的私事。"

你需要成功的人际关系，你希望朋友和家人喜欢你的陪伴。还是个小孩子的时候，你就知道如何能让你的父母高兴，如何不能。在青少年时期，你需要给同伴们留下深刻的好印象，让他们觉得和你在一起是愉快的。如果想让别人高兴的这种需要伴随着你步入你的成年期，你可能把这种需要扩展成使你周围的人都快乐。最终，你会希望自己能够猜出别人的需要而不用他们告诉你。也就是说，你可能期待有一天你真的能够看透他们的心思！

不诚实行为往往是这种取悦综合征的症状之一。你知道，任何的坏消息都会使你在乎的那些人不高兴。使事情真正复杂化的，是你也期待别人取悦你，虽然可能你从来没这么说过。别人没能让你开心的时候，你并不想让别人知道，因为你不想让他们扫兴。问题不在于你想要使别人开心，而是因为你把取悦他人放在首位，这样一来，其他的更重要的目标可能就遭殃了。作为取悦者，你开始愤怒，因为害怕别人不高兴而无法表达你的情感，这样你就积累了愤怒。

这里举个例子来说明取悦他人是怎样干扰人际关系的。对我来说，我的病人对我们一起努力感到满意是十分重要的。但是，如果我把取悦他们放在首位，我就不能在治疗中帮助他们进步。如果我把取悦他人放在首位，在我要求一个当事人做什么，而他或她表现出不高兴时，我可能会放弃。如果我的目标是要让别人高兴，我是不会愿意惹他们烦恼的。

有些人会情不自禁地努力更努力，他们认为，不那样工作就做不好。然而，那些最卖力的人虽然费了大量精力，但他们成功完成的事情可能最少。当孩子们试图去做一件超出他们技能的事情的时候，他们常常会受到鼓励。就是说，有人会对他们说："没关系。至少你努力了，这才是最重要的。"一些孩子会意识到，所做的事情本身并没有所付出的努力那么重要。这可能在将来导致一种习惯性行为，去做一些没有收获的努力。拖延行为，有时就是一种"努力"行为。你会努力去做一件事，几天、几周或者几个月——能拖多久就拖多久。如果你结束了一项艰巨的工作，你就失去了努力做好它的机会了。不过呢，你可以采取开始一项工作却不完成它，来使自己一直处于忙忙碌碌的状态。你可能会在完成这件工作之前，开始另一项工作，然后在没有完成任何一件工作之前再开始第三件工作，你会说："唉，我得应付这么多事，我都被淹没了。"奋斗的目的是努力而不是成就。

重要的是要学会区分现实的期待与不现实的期待。有时候这很困难。你可能很想说："我知道期待自己十分完美是愚蠢的，但是我确实不得不取悦别人以和睦相处。"或者你可能说："我明白所有这些期待中包含的错误，但努力不包括在内。如果你不努力，你就不称职。"

纠正追求完美的心理需求

追求完美	追求精通
● 悲观	● 积极
● 批评	● 表示钦佩并赞扬
● 从不满足	● 如果足够好就承认
● 强求完美	● 为优秀而努力工作

- 从不犯错误　　　　　　　　　● 从错误中学习

- 如果你做不好，你就不做　　　● 尽你所能去做完

某些行为、言辞、姿势和面部表情不但会使你期待自己表现完美，而且在你失败的时候会让你缺乏信心。要避免不现实的期待，你必须学着阻止这类行为。

在你坚持不懈地为完美而努力的过程中，你可能会觉得，比方说，需要使用一些大词。为对抗不现实的期待，你可以使用简单一些的词句。为你自己和别人设定现实的标准。不要试图去教训别人，好像你什么都知道；这样你可能会使别人感到困惑和厌烦。如果你在正面地谈论某件事，就不要认为还必须谈及其负面——反之亦然。如果你倾向某一方面，你应该表达出来，明确地表明这就是你的观点。如果你表现出高人一等，你就显示出完美主义的倾向。

要去发现积极的方面而不是缺陷，要给予赞美。说话要直截了当，不要咬文嚼字。要使用简单的、日常的语言和短句子。应该享受每一次成功，不管它多么小。要允许你做你自己，任何时候，你只做你自己。允许你自己具有人类的各种弱点，允许自己犯错误；也给别人这样的机会。恭维别人和接受恭维都没关系，即使事情并不那么完美。

纠正匆忙的心理需求

赶快　　　　　　　　　　　　　活在当下

- 注重琐事　　　　　　　　　　● 按照重要性安排事情

- 不注意倾听　　　　　　　　　● 慢慢说话

- 情绪激动　　　　　　　　　　● 镇静

- 不花时间享受　　　　　　　　● 花时间享受

- 生活在持续的压力下　　　　　● "闻着花香"

- 快点，快点，再快点　　　　　● 慢慢来

当你匆匆忙忙的时候，你现在就想要你想要的东西。你痛恨等待别人。你感觉到有许多事情要做的压力，而你从来没有足够的时间去做。因此，耐心是一味重要的解药。可能你说话是那么的快，以致别人都没弄懂你的意思。你可能到最后一分钟才出发，结果迟到了，或者你到早了，不耐烦地等着别人。不管怎样，你总是精神紧张。你宁愿自己去做

一件事，也不肯等别人来做。在与人交谈时，别人还没讲完，你可能会插话，试图说出他们想要说的事，帮他们说出还没讲完的句子。在你结束前一件事或者一句话之前，你就提前想到了接下来必须做的事情或者必须说的话。当事情的进展看起来太慢的时候，你可能会神经质地颠脚或者敲手指；你的声音会不耐烦地忽高忽低；你会坐卧不宁，踱来踱去，或者坐在那里，神经质地交叉双腿又放下。

描写这种急迫状态让我感到焦虑。这是我的个人弱点之一。当我意识到我在急急忙忙的时候，我允许自己慢下来。我提醒自己，我没必要焦虑，或者没必要因为有什么事情要做而感到压力。我不必活在未来；我可以享受现在。我可以放松，慢慢地说话，平稳地动作。我可以先完成手头的事情再去做下一件事。我认真地倾听别人说话，不去打断他们。

纠正必须坚强的心理需求

要坚强	要坦诚
● 漠不关心	● 参与
● 没感觉	● 感受着
● 轻视并控制情绪	● 自然地表露情感
● 装假	● 真实地做你自己

如果你有做坚强的人的心理需要，你会想要控制任何一种情绪的表达，特别是哭泣。你会说："我不在乎"，实际上你在乎，或者"它对我一点影响都没有"，实际上它严重地影响了你。对你来说，重要的是不能让别人知道那些事件怎样影响了你，所以你从来不表现出你受到了伤害。你可能默默地接受冒犯。你从来不求助，或者不显示出你真正想要什么。你坚持任何事都自己做。你经常交叉起双臂或者双腿，面无表情。

要抵制这种倾向，你要允许你自己有感觉。要承认它们并照料它们，而不是把它们隐藏起来。你没有必要始终处于自控状态。对于一个想要坚强的人来说，偶尔地寻求他人的帮助并没有什么不好。重要的是养成与做坚强的人的心理需要不一致的那些行为。如果你认为你是坚强的人，那么你就每天反复地问自己，你正感受着怎样的情感。你快乐、沮丧、愤怒、懊丧还是尴尬？给你的感受记一份日志。当你习惯于留意它们的变化，并且能够对自己承认它们的时候，你应该与你的配偶或者其他人分享它们。你说："我觉得"，再加上一个形容词，确保它所描述的是一种情感。练习请求对方帮助做家务，或者解决在办公室里遇到的问题。

纠正不惜一切代价取悦他人的心理需求

取悦别人　　　　　　　　　尊重自己

- 忽视个人的需要和愿望　　　● 先照顾好自己再做"给予者"

- 非理性地从别人那里获得赞扬　● 界定提供服务的现实界限

- 让别人为你的需要做打算　　　● 为自己负责

作为一个取悦者，你会要你负责使你周围的人感觉愉快。为此，你想办法使别人满意。在别人提出请求之前你会主动地考虑他们想要什么。作为回报，你需要别人的认可，你寻找它们的迹象。你可能不会这么说，但如果你想取悦的人没有以愉悦回报你，你肯定会失望。你很少拒绝一个请求，即便你不喜欢它。你总是用诸如"你想……吗？""你能……吗？""你知道……吗？""你明白吗？""你理解……吗？"和"那是有道理的吧？"的短语。为了让别人同意，你总是在问完问题的时候点头并扬起你的眉毛。你的声音还忽高忽低。

如果你确定自己存在取悦他人的冲动，你必须让自己停止这种行为。要纠正这种一味追求取悦他人的冲动，你就要下决心，不为别人做任何你确实不想做的事。至少坚持这样做一周。如果你的老板给你一项你不想做的工作，但你因为很想保住你的工作，你决定去做，那你的这个决定只不过是出于谨慎而已。但如果一个朋友邀请你去看电影，而你不想去，你可以说不去。仅仅是为了让你的朋友满意而去看电影，那这就是强迫性的要取悦他人，这只会损害人际关系而无助于其发展。

不要怂恿引诱别人来取悦你。避免用点头和扬起眉毛来传达你希望开心这类信号。不要试图猜测朋友和家人的心思。他们在想要或需要什么时会向你提出要求，要尊重他们的这种能力。坚定自信地说出你的要求，让别人知道你想要什么和需要什么。

纠正更加努力的强迫性冲动

努力　　　　　　　　　　　去做并且获得成功

● 完成一项工作前开始另一项工作	● 一次做一项工作
● 模糊的承诺，如"我想"或"我试试"	● 说"我将"或"我不会"
● 把事情弄得更难	● 自信
● 看起来很忙，过度劳累，忧心忡忡	● 不用"尝试"这个词
● 拖延	● 工作有始有终

当你屈服于更加努力这一基于文化的心理需求时，你是根据人所付出的努力程度来确定价值的，你把奋斗视为荣誉的象征。为了增加你的价值，你一定要使你处于不停的努力中。重要的是别人也都在努力。你可能会制造出一些问题来证明必须努力的必要性。你可能去承担超过你力所能及的工作，会突然在交谈中改变话题，或者说话过于温和。你会拖延，从来不完成那件工作，这样你就永远有大堆的工作要做。

你最常说的句子与努力有关而不是结果："我会尽量争取""我希望""我想""我应该"或者"我不能"。你可能总是皱着眉头或者露出一种迷惑的表情。你可能困惑或者感到自己陷入困境，找不到可行的解决方案。要想对抗这种尽量争取的心理需求，你要允许你自己一次只承担一件事，你要完成它，把它做成功，而不是拖延成一种煎熬。让你自己眼下就做一件事，不把它推到以后。练习清晰地思考。

为了打破尽量争取的习惯，可以制定出一个"要做的事情"的列表，并且按照列表的内容去做。在与人交谈时不要离题，了解他们的最终想法。最重要的，当你承诺的时候，要说"我会去做"而不是"我试试"。但如果你不感兴趣，更恰当的是说"我不会去做"。

通过改变小行为来改变大的习惯

阿普丽尔是个有魅力有气质的女人，不到三十岁。看起来每个人都喜欢她。她不是个完美主义者。她的工作和生活都杂乱无章，但她很自在。匆忙和坚强都不是她的长处。她的室友和她的男朋友，都想帮她能够快起来。她迟到的时候比不迟到的时候多。阿普丽尔常常丢三落四，这使她快不起来。最近，她在一次商务午餐上迟到了二十分钟，因为她找不到车钥匙。在办公室里一阵手忙脚乱地寻找之后，她终于在她车里的座位上发现了钥匙，她把它们忘在那儿了。她从来都不具有强大的内在力量或者默默承受痛苦的品质。她很依赖，容易哭泣，而且总是想要表达她的感受。

阿普丽尔符合剩下的另外两种期待——取悦和尽量争取。由于这两种期待，她的生活就显露出这样一个特点——总是差那么一点点但就是无法完全地实现她的目标。阿普丽尔的履历是这样的：她大学没能毕业，因为她缺了两门课。她参加了暑期班课程，并且完成了课程作业，但她没去参加期末考试，相反，她跟朋友去了佛罗里达海滨。她不能放弃那个机会，她自信能够让教师允许她过后补上测验。然而，等到她从海滨回来后，她得到了一份不错的公关工作。她一直没找到时间重新安排考试。

她的工作看起来很理想。阿普丽尔喜欢称赞别人，取悦别人，让别人开心。她从不对任何人说不。但是，她并不总是信守她的承诺。工作了六个月后，她开始感到焦虑。她无法拜访一些她应当去见的人。她不敢老实地告诉老板，而且害怕他会很快发现她的失败。她开始寻找别的工作，并且很快找到了一份销售工作。她辞了第一份工作，只说她觉得不开心。

阿普丽尔的新工作是在父亲的帮助下获得的，做药品销售。培训期间她做得很好，并且开始满腔热情地走访医生的办公室。八个月后，她开始拖延销售拜访，不提交她的工作报告。在这种情况下，她决定，自己需要专业帮助。

在治疗初期，阿普丽尔最突出的症状是"尽量争取"这种挣扎感。拖延和缺乏条理毫无疑问地影响了她的工作业绩。阿普丽尔并不是唯一有这种问题的人。也可以说阿普丽尔在做"某种"承诺。她频繁地使用"尽量"这个词："我尽量9点到那儿。""我尽量记住。"我要求她不使用"尽量"这个词。她立刻回答说："我会尽我最大努力做到"。就在我指出这一问题时，她还是下意识地用了这个词。后来每当她用这个被禁止的词时，我就竖起我的手指。就在那次交谈的过程中，她开始能在手指信号之前就意识到了。我要求她，要么用"我会的"要么用"我不会的"。她跟我争论这一强迫选择措辞是否恰当，但还是同意这样做。下一周，她说她在做承诺时比以前注意了。她越来越多地婉拒要求她做的事情。

我跟阿普丽尔探讨人们拖延的某些原因。阿普丽尔说那些解释看起来没有哪个符合她。她描述她的拖延状态："好像是，只要我一开始去做什么事，我的腹部就有点发紧。如果我决定不干这个而是随便干点别的什么，我就觉得轻松了。"阿普丽尔把她的拖延描述为她害怕适时地做某事。我教给她一些办法降低焦虑。在咨询过程中，阿普丽尔大大地降低了挣扎的频率，这种挣扎是她行为的主要部分。她不但变得更有效率，而且感觉更加自信。

当你经过认真思考、决定要改变时，你想到的往往是改变生活里的惯常行为。虽然你认为你正在改变的只是单一的一件事，但你其实是在处理一系列复杂的思维、感受和行为。比如，如果你是一个被动的人，经常被人利用，你可以选择培养坚决主张自己权利的行为方式。这个决定听上去很简单。你要设法培养自己的自信心，希望改变你的被动行为方式。尽管你努力培养自己成为一个自信的人，但你可能还是会感到受挫。但不管怎样，首先你要处理你潜在的恐惧感，这种恐惧感迫使你必须取悦别人以便能够被接受。处理你的恐惧感会使你更容易地去养成坚决主张自己权利的习惯。

格伦寻求自信心的案例

格伦是一个例子。格伦是大学毕业班的学生，他因为自己的被动生活方式来寻求咨询。我让他挑一个生活中的有关被动行为的例子，然后我们制定出一个策略，向这种被动状态做出一个自信地要求自己权利的回应。他选择了如何更自信地应对他的朋友和室友里奇。

格伦因为很多原因而感激他的室友。格伦有点害羞，不大说话。在朋友们中间这不成为问题，因为里奇把所有的话都说了。他跟着里奇参加那些他以前无法加入的聚会和小组。里奇风趣，外向，讨人喜欢，经常恭维格伦，不过里奇是个喜欢支配别人的人。

里奇在很多方面利用格伦。他让格伦为他做许多私人服务，比如取回送洗的衣物，写论文，或者是当里奇的女朋友来的时候打扫公寓。最糟糕的是，里奇向格伦借钱，大多数时候都没还。当格伦想讨要欠款的时候，里奇会让他觉得自己把钱看得比友情更重要而感到内疚。

最近的一个例子是，格伦手头拮据到靠吃奶酪和饼干度日。他没钱了，至少还有一星期才能从父亲的账户上拿到钱。为了生存，他向联谊会的一个哥们儿借了五美元。他把那钞票放在衬衫口袋里，钱有一半露了出来。里奇走过来，把钱抽出来，说："谢谢你。我正想要你捐点钱呢，我知道你手头有。"在格伦能够想出说些什么之前，他就走出去了。格伦怒火中烧。他决定寻求咨询。

在处理不还钱的问题上，我让他锻炼着说："关照是另外一回事儿。我想说说你借钱的事儿，你答应今天还。如果你借钱，我想知道你是不是准备及时还，或者你想骗我？"他记住了这样的回答。毫无疑问，当格伦去向里奇要他拿走的那5美元时，里奇拿出了"关照"的法宝。格伦像练习的时候那样回答了他。有史以来第一次，里奇什么话都没说。他转身走进他的卧室，拿来了5美元，但是加了一句："我觉得和你没以前那么亲近了。"

几周以后，当我询问那位室友最近的状况时，格伦说，自那次直接面对里奇之后，他不再向他借钱了。但是他依旧支使格伦为他跑腿，总的来说，格伦为里奇做的，比里奇愿意回报的要多。我问格伦，他为什么还要继续忍受这种虐待。格伦说，在直接要钱那件事之后，他开始觉得自己小气，而且期望有机会向里奇显示，他仍然是个好人。他改变了自己的行为，但是没有坚持下去，因为他有一个根深蒂固的信念，即他有责任让他周围的人感到愉快。这种心理需求的正面，是大多数人都认为他是个好人，而其反面，是他的愤怒在累积，是正在失去对自己的尊重。

格伦最终向自己承诺，放弃原有的期待，不再要求自己必须使别人高兴。这并不容易。我要求他不去做那些别人要求他做的、而他实际上并不想做的事。如果别人真的需要他做什么，他们就应该能够接受"不"的回答。要改变惯常行为，他不得不违背自己认为正确的信念，这是一件很困难的事情。只有在新的行为不断得到重复之后，才会最终感觉到它是对的。在咨询中，他着重学习了一些技巧来改变他的原有信念。

还有一个例子，肯，一个中年男人，有多种诊断，服用很多精神科药物。他有障碍，在家中也做不了什么事情。如果他集中精力一天只做一件事，他还可以。比如，他可以在院子里干活，或者为自己准备一顿饭。但是他不能在同一天里做这两件事情。当他的身体过载的时候，他就说他抑郁，躺到床上去。他可能在床上待上几个小时或者几天。如果不可能立即躺到床上时，他通常会惊恐发作。

他的病态行为的基础是完美主义。他极力回避那些可能会被判定为做得不够完美的工作，不管是出于他个人的还是别人的判定。一旦肯感觉到对他的要求过度了，而这种过度的要求通常是他自我强加的，他不能完美地做到的时候，他的抑郁就出现了。

小　结

有一个快捷的方法可以使你远离不现实的期望，请遵循以下的步骤：

1. 找出使你感到苦恼的那个期待。"我是在期待约翰完美吗?"或者"是海伦使我不高兴吗?"然后回到那个期待，收集有关信息，继续下面第 2、3、4 步。

2. 怎样改变才是值得称赞的或者别人必须做什么才是值得尊敬的观念，以此来改变你的态度。

3. 停止所有与这种期待有关的行为、言辞、姿势或者面部表情。

4. 改变你的行为或想法，以便使你的行为和想法与被期待的但却不现实的那些行为和想法不一致。有时正是这种修正可以让你发生改变。比如，让自己高兴是没错儿的，或者显露出人的弱点和犯错误也是可以的。

第八章　尊重界限

目标：你将建立并且尊重界限。当发生冲突时，你将能够抵制别人摆布你、改变你的想法、情感或行为的企图。你不会试图去改变别人以便使自己感觉好些。相反，你会与人进行协商而不是操纵别人，你会请求而不是强求别人。你会去关心别人，而不是承担责任去解决属于他或她的问题。

许多人际关系问题都和不良的界限有关。当人们的界限受到侵犯时，就会感到很不舒服——会导致婚姻破裂，会导致友谊的丧失，会发生神经官能症。界限受到侵犯和无力捍卫私人界限会产生一种不信任的状态。

界限是一种心理上的个人领域边界线，根据个人在人际关系中的各种权利、义务和需要来界定。比如，女性可能不喜欢别人未经允许乱翻自己的手袋。当一位丈夫在手袋中翻找妻子的钱包时，她可能会觉得受到侵犯。细想一下，如果有人未经你的准许就打开了你的邮件，你会有何感觉。任何时候，只要别人干涉了你的事情，或者你干涉了别人，侵犯界限的事情就发生了。大多数人都有"个人空间"的意识。当一个人走近你同你说话时，这时，会有一个临界点，如果他或者她越过了这个点就会让人感到不舒服。你有心理上的类似的这种需要和不适感。

当人们不能或者不愿意彼此面对心理空间侵犯行为时，就会发生心理界限问题。产生心理界限问题的第三种情况是，你过度掩盖你的情感，任何人都无法了解你的感受。如果你的界限过于坚实，人们难以了解你的情感，你的人际关系就会受到损害。如果你无法把想法和感受分开，或者你无法处理强烈情感的时候，内心会产生界限问题。

对心理边界的侵犯不像对肉体界限的侵犯那么容易被识别。当你认识不到别人侵犯了你的心理领地，或者当你发现自己没法为自己的利益辩护时，就会出问题。可能你从来都不知道，在人际关系里，你是可以要求自己需要的从而使自己感到舒适的。如果你习惯性地漠视彼此间的隐私权而你的家人容忍你这样做，或者在你坚决要求自己的权利时受到阻止，那么你可能会对自己的界限没有明显的意识，当侵犯界限的行为发生时，你也就不会认识到。

人际关系陷入困境，经常地，是因为一个家庭成员承担了替别人解决问题的责任。比如，在芭芭拉和他哥哥山姆的关系里，总是她去迎合他。事实是，那个家庭中的每一个人似乎都宠着山姆。当芭芭拉与朱利安结婚后，朱利安很快就确认她的哥哥是他要解决的一个问题。他觉得他有责任来保护他的妻子不受她哥哥的侵扰。他不断地告诉芭芭拉应该如何对待山姆。起初，她只是注意地听着。后来，她对朱利安的干涉非常愤怒。朱利安这时不是解决了一个问题，而是制造出一个麻烦。他不可能影响芭芭拉，虽然他认为那是芭芭拉的麻烦事。朱利安没有意识到这一点，相反，他想强使她改变她的行为。

有些类型的界限侵犯行为很容易被识别。当你由于个人原因，比如你不喜欢你的伙伴的行为，想改变他们的时候，你就是在干涉别人的事了。侵犯他人界限的人没有考虑到那种行为是不是属于那个人的权利。侵犯者只知道自己想要一个改变，希望通过施压、逼迫或者说服来使对方改变。

当你觉得自己对别人的快乐负有责任的时候，那也是一种界限侵犯。当你开始设法让别人感觉愉快时，很难看出你是在侵犯。你是想要帮忙对方，而不是伤害！然而，在为别人的情感负责时，你篡夺了他或她的责任。你可能妨碍了他或她的一个学习机会。而且，在你认为自己是一个解救者，是在帮助别人时，你可能正在躲避照顾你自己的责任。此外，当你感觉有责任去替别人解决问题时，你就是侵犯界限了。这两种行动都是出于好心，但却是以阻碍的方式干涉别人的事。

如果你想控制别人的选择，而选择是别人的权利，那你就是侵犯了别人的界限。爱控制别人的人通常相信，他们的做事方式是唯一正确的方式。如果你想要影响你周围人的决策，你可以提出请求。如果你坚持要求别人同意你的选择，你就是越过界限了。

希望别人达到你的不现实的标准也是一种侵犯。你可能会设立一些标准，特别是在你的家庭里，这些标准太高，不符合他们的利益，超出了他们的能力，或者违背了你想控制的那些人的信念。

用操纵而不是协商的方式来达到你的目的，同样也是侵犯界限。侵入别人边界的人不考虑妥协或者相互让步，而可能采用恐吓或者给予奖励的方式，使别人做出违背自己意愿的行动。当别人的行为在正常范围内，而你认为他们违背了你的愿望并对他们加以惩罚的话，那也是一种侵犯。你认为你知道什么是对的，如果别人的做法与你的不同，那他们就错了。如果他们不改正，他们就会受到某种惩罚。

如果你发现你自己有这些侵犯他人界限的情形中的任何一种，你也许应该决定改变。你可以毫不困难地做到一些小的变化。如果你有理由认为自己是一个侵犯他人界限的人，你就请求你身边的重要人物告诉你，他们需要和希望你怎样尊重他们的边界。

有一个方法能够使你改正侵犯他人界限的习惯行为，假设你的家庭成员和朋友能够照料他们自己。你试图解救别人，想让别人感觉愉快，帮助他们解决问题，是因为你低估了他们的能力，认为没有你的帮助他们做不到。你必须信任他们，相信他们能够学会照料自己。他们不需要救援。

要愿意不打断别人地倾听。侵犯他人界限的人都是不愿倾听的人。并且，他们还总是盘算着怎么才能尽可能地让别人如他们一样地思考。当他们有了方案，他们就会打断别人，开始自己说。而且，多数人都认为对方所讲的话不重要。

要请求而不是强求，要培养谦逊的特质。你不比你的伙伴更好或者更差。爱控制别人的人通常很骄傲。他们认为别人不重要，认为与自己有不同观点的人是错的，觉得自己是正确的。他们期望别人讨好他们，并且从不犯错误。他们不寻求妥协，他们把冲突当成赢输的环境。所有这些骄傲行为只会产生冲突而不会解决冲突。

第二种主要的界限问题是，你难以阻止别人插手你的事务。当你不想做某件事而又没法对别人说不的时候，你就产生了这种难题。情不自禁地总想讨好别人的人，或者害怕冲突的人，在别人请求他们的时候他们很难拒绝。他们可能会去做他们并不喜欢做的事情，同时累积他们的愤怒。恭顺谄媚无助于人际关系，反而是不诚实和有害的。

如果你依赖别人使你心情好，那也会发生界限问题。这不属于你无力阻止别人干涉你的事情的范围，而是在邀请别人干预你的事情。依赖他人的人怀疑自己照料自己需求的能力，所以他们会等待外界的干预来使他们感觉不错。

如果你认为，你周围人的所作所为和他们的感受是你造成的，那你也是有界限问题的。那些难以建立边界的人在受到指责时，不仅感到受伤，而且常常还会自己责怪自己，为周围人的问题行为承担责任。比如，一个女人可能会说："如果那时我是个比较好的妻子，我丈夫就不会打我了。"有意思的是，也是这同一个人，不太可能把别人做的好事归功于自己。

如果你不能坚持强调自己的基本需求应该得到满足，你会出问题。有些心理需要是基本的，虽然它们因人而有所不同。这些心理需要包括安全感，控制，赞誉，遵循信仰，社会化，兴奋，独处，秩序和亲密感。如果这些需要得不到满足，那么它会削弱人际关系的纽带，降低人的自尊心，并产生精神压力。如果你不能为自己的情感负责，那也是会出问题的。如果你认为自己的情感是别人造成的时，你就是在邀请他人来干涉你的事务，你放弃了你的权力和独立性。

最后，如果你不愿意直面侵犯你界限的人，你会遭遇麻烦。就是说，你没有意识到或者不愿意保卫你的私人界限。那些难于阻止别人干涉自己事务的人通常不惜一切代价地回避冲突。他们处于被动地位，不断地累积怨愤，通常最后会变得抑郁和自我批判。

在为那些难于阻止别人干涉自己事务的人做咨询时，首要的是使他们知道他们作为一个人所具有的权力[1]。个人的权利对于所有的人际关系都是一样的，但是经常地，家庭成员总是会让家庭义务掩盖他们对自己的责任。

你有权利确立自己的优先事项。尽管你可以十分关心你正在帮助的那个人，但你完全不必把他的优先事项放在你自己的优先事项之前。考虑到你的权利，你必须把你所关心的那个人和他或者她的个人优先事项这两件事区分开来。你有权利追求提升自己生活质量的目标，有权利直面那些看上去是干扰了这些目标的人。

你有权利采取行动，不需要事先获得别人的赞同。你不必因为自己没有按照家人的想法做事而寻找借口。不过，你可能确实要为你的行为的后果负责任。因为新的现实，你有权利改变你的想法。别人可能会说你优柔寡断。然而，如果你基于不充分的信息做了最初的承诺，那你可以在知道了全部事实真相的时候修正你的决定。

你有权利做出自己的决定，而不管别人认为那些决定是否正确。最善于辩论的人的方法并不总是值得被采用的。你有权利说："我没发现你有任何逻辑错误，但是我不想那么做（或者不想买，或者不想接受）。"你有权利根据自己的逻辑而不是别人的逻辑来做决定。你有权利犯错误，并从这些错误中获得教训。每个人都会犯错误。错误使人不愉快是事实，但当你从错误中获得教训时，你就把消极的东西变成积极的东西了。

你有权利界定和保卫自己的心理空间。那些无法建立自己心理界限的人是因为他们不知道这是他们的权利，他们需要保卫自己心理空间的技巧。如果在你的家庭里不存在心理空间界限，你可能就不清楚这项权利。

如果帮助你的人附加了帮助条件，你有权利谢绝他们提供的帮助。我经常观察到这种有条件的提供帮助，多与有成年子女的父母有关。父母不再能够影响一个成年人了，所以他们送一个大礼物——在一个案例中是一块土地——希望他们的孩子会觉得有义务按照他们的愿望行事。

你有权利拒绝请求和要求。如果那是一个真的请求，提出请求的人是能够接受否定的回答的。如果那是一个强求，否定的回答会引起冲突。这两种情况你都有权利拒绝。

你有权利保护自己。如果有人，包括你的家人，要摆布你、欺侮你或者让你觉得内疚，你有保护自己的权利，或者躲开他。我很吃惊有那么多人说："我不能限制跟家人在一起的时间。我不在乎他们是怎么对我的！"你是可以做这样的选择的，实际上，限制家庭成员滥用你的时间，长远地看可能会促进关系的发展。

你有权利拥有你的各种情感，即使那些情感是你的父母告诉你应该漠视的。有些家庭教导孩子不要去感受自己的情感，或者，更确切地说，是不要有某些感受。有一个家庭，家长不准孩子表现出害怕；另一个家庭，愤怒是不被容许的。然而，所有的情感对于健康的心理功能来说都是必要的。

你有权利有自己的生活方式，不管你的信念、态度和行为是不是让家人不高兴。人类生存的一个层面就是多样性，无论是肉体上还是心理上。

你拥有所有这些权利，但这并不能保证你的行为会带给你想要的结果。你的决定可能最终被证明是个糟糕的决定，它使你陷入了困境，但是你有权利做这些决定，并且从中获取经验教训。一旦你理解了人际界限，你的人际关系处理技巧就会得到提高，生活也会轻松些。

人际关系界限的侵犯

很多人际关系问题都从界限侵犯开始的，特别是在家庭里。当存在"三角型交流沟通"时，会发生某一种类型的人际关系问题。也就是说，A和B之间发生了冲突，C既关心A又关心B，从旁观者角度出发，C认为自己知道如何解决问题。C指导A和B解决问题。这种情景经常在家庭里发生，大多数都会失败。

比如，科妮再婚，她带着13岁的儿子比利和新丈夫组成一个新家。她非常关心比利和新丈夫克雷格的关系，就像她非常在意和克雷格的关系一样。在他们结婚前，她坚持要比利和克雷格公开表示会彼此相爱。她不允许他们之间发生争吵甚或是在没有她介入的情形下表示不同意。他们服从了，直到三个人开始住在同一间屋顶下。

发生问题的部分原因是这两个男人如此不同。比利是个国际象棋好手，喜爱阅读，考试总是得优。而克雷格在学校的时候就一直不信任好学生，他喜欢玩橄榄球，每个季节打猎。在休闲娱乐上他们根本不可能达成一致。科妮错误地觉得自己对这两个人之间的关系负有责任。她决心要让他们如相爱的父子一样对待对方。但结果相反，他们争吵不休。

我告诉科妮要置身于这两个人的争吵之外。在下一次约诊中，她告诉我说她发现要做到这一点是不可能的。她还回忆说，小时候，她是她父亲和哥哥之间的调解人。他们俩都期待着她来阻止他们之间的激烈冲突，就像眼下比利和克雷格让她来负责解决他们之间的问题一样。她承担了这个责任，甚至在结婚前。

我告诉科妮，如果比利和克雷格争吵，她就离开家。于是她在这种时候就出去看朋友。用这个方法，她学会了让他们自己解决他们的冲突。开始时，他们俩都对她很生气，但他们最终都学会了妥善应付对方。

边界可以太过坚固么?

如果你设置了过度的界限，你会拒人于千里之外。过度的界限有时会阻止你对伙伴和朋友的情感做出恰当的回应。拒绝情感上的交流也许会防止你在人际关系中受到伤害或者感到失望沮丧，但也剥夺了你享受人生的重要满足项——与你生命中最重要的人的亲密关系。当界限太过坚实时，亲密关系就会受挫。

在界限问题上要有健康的态度，你有责任信守承诺，负责任，诚实，尊重别人的权利，同时在他人侵犯你的权利时坚决主张自己的权利。你需要明确划出自己的私人空间，并且承认别人的私人边界线。你的权利和责任以及他人的权利和责任，必须得到承认和尊重。健康的人际关系依赖于此。

第九章　建立尊重和信任

目标：没有尊重和信任，人际关系就会受到损害。如果你想使你的人际关系能够持续下去，你必须投入时间和精力，一方面发展对别人的尊重和信任，另一方面还要用行动获取他人的尊重和信任。你不能把别人对你的不信任仅仅归咎于他人。当你在客观环境中学会妥善应对他人的行为时，你会更有安全感，你的信任感会增加。

尊　重

尊重是对你的伙伴的态度或者一种信念。他们是不是可靠的、负责任的、遵守秩序的、有能力的、现实的或者卓有成效的？你的伙伴也在问着关于你的同样的问题。尊重使你从积极的角度去看待别人。如果你尊重的人出了错误时，你可以忽略它。如果你不能忽略它，你可以把你的愤怒或者受伤害的感觉局限在这一事件内，而不会让它破坏你对这个人的整体看法。不过，如果缺乏尊重，人的解决争端的能力会严重受限。你可能会漠视解决问题的方案，而且你的努力解决冲突的动机会减弱。

当你缺乏对某个人的尊重的时候，你往往会把那个人的失误看成是他或她的本质特征的一部分，而不是一个孤立事件。当人们不尊重你时，他们会没有证据地指责你或者无视你的观点。如果你是受人尊敬的人，你获得的荣誉可能会大于你应得的。但如果你不那么被尊重，当你实际上是正确的时候也可能会被忽视。你对你的配偶、同事和朋友的信任程度可能取决于你对他们的尊重程度。尽管如此，还是有可能爱或者喜欢一个人但却并不尊重他或者她。也有可能信任一个人却并不尊重这个人，反之亦然。比如，你和某个人在一起时可能感到安全（信任），但并不认为他或者她的行为是负责任的，或者是在人际关系中做了他们该做的（尊重）。在婚姻咨询中，大多数问题都是可以解决的。但如果尊重遭到损害，并且无法修复时，仅仅处理存在的问题是不够的。

自尊与虚荣心

虚荣心是自我价值的一种错觉，通常建立在把自己跟别人比较的基础上。比如，如果我的朋友买了一部新车，而我的是几年前的旧车，我会觉得自己的影响力没有他的大。要赶上他，我可以买一辆新车；但是既然我想要比他强，我就买一辆新的奔驰。现在我会觉得自己比朋友更强，但是我的个人价值并没有因此而改变。相反，我可能背了五万美元的债务。虚荣心看上去像是自尊，但它是浅薄的，很快就会消失。比较可以从两方面进行。

自尊，从另一方面来讲，是以事实为基础的。你的自尊的自我感受中，最重要的层面之一是遵守承诺维护你自己的福祉。如果你不能信赖自己能够为自己的最大利益去努力，你就丧失了自尊。为彰显你的自尊，你必须公正地对待他人。公正的定义有时是因人而异的，并且是具有争议的。不过，如果你想要做到尽可能地公正，你就是在尊重你自己。只有当你是个负责任的人，能够解决自己的问题，并且准备坚决维护你的个人权利时，你才可能是个尊重自己的人。

一些重要的话题，如个人效率、精神意识、健康的人际关系、现实的个人期待和你是谁的清醒意识，能够增强你的自尊。你可能只拥有其中的某些品质特性，但仍然总体上是尊重自己的。另一方面，你可能拥有使你能够自尊的所必需的品质，但你却自尊不起来，这是因为可能来自童年的根深蒂固的不该有的羞愧感造成的。

失去对他人的尊重

诺曼和奥斯卡是一家中等规模制造公司的副总裁。他们都有很强的个性，富于创造性和喜欢控制。每个人都想在公司的发展中留下自己的印记，对于公司未来发展方向都有不同的决策。他们的老板、公司的所有人，安多佛先生是一个个性比较弱的人，他把大多数的决策权都交给了这两位副总裁。他需要他们两个，害怕自己偏爱其中一个另一个就会离开。诺曼和奥斯卡都竭力要左右对方。安多佛先生请了一名顾问，希望顾问能够使他们两人像一个团队一样共同工作，不再竞争。那个顾问发现，只要他们不失去对对方的尊重，他们能够相互竞争并有效率地工作。缺乏尊重会造成暗中破坏，侮辱和背后中伤。那个顾问的任务结果变成了使诺曼和奥斯卡相互之间保持尊重。

尊重出现问题时，会妨碍人际关系上裂痕的弥合，如同信任发生问题时一样。缺乏信任会妨碍亲密关系，不过无法信任别人的人会用各种防御或者操纵手段为自己提供某种安慰。然而，如果尊重无故突然消失，不受尊重的人会感到自己被漠视，觉得自己像个二等公民。他们所表达的观点可能会没人听，要求也没有人理睬。因此不被尊重的人不可能为人际关系作出积极贡献。这个人会觉得自己理应受到如此的待遇，并可能会因此而丧失自尊。他或者她还可能会变得抑郁，愤怒，而且总是和别人对着干。

缺乏尊重通常反映了当事人之间存在的差异分歧，尤其是当他们之间的价值观或者目标上存在着巨大冲突的时候。当这些差异分歧影响了他们所持有的根深蒂固的信念或者期望时，尊重会迅速降低。如果一个人表现出不承担他或她在人际关系中应该承担的责任，比如说，不信守承诺，消极应付，或者是表现出不自律的行为，那么对他的尊重也会降低。

建立尊重

要想使你看上去是个值得尊重的人，你必须是个可信赖和负责任的人，并延迟可能会在未来给你造成问题的快感——比如，你嘲讽朋友，只是为了你的自我感觉良好，可是这会使你的人际关系紧张。你的受尊重程度是由你对待别人的方式决定的。你必须容忍差异，同时，你还必须能够面对你的同伴身上那些你不喜欢的行为。你应该明确地传达出对他们的期待，如果可能，努力推动共同的目标。最重要的是，你必须维护你的自尊。你可以通过成熟的行为表现，如富于责任感、自律、积极解决问题、控制情绪、尊重心理界限以及现实的期待等成熟行为，来增强人们对你的尊重。你必须自愿地改变那些可能对你的尊重产生损害的行为，并奉行令人肃然起敬的行为。要建立别人对你的尊重，你必须同时发展与你的同事的相互尊重，这才符合你的利益。

有时，你要和你并不敬重的人交往，不管是出于你的选择还是职责。你应该告诉他们哪些行为你不喜欢。当你不敬重的那些人拒绝了你请他们改变行为的表示后，你可以决定或者断绝同他们的关系，或者接受他们的现状，并设定界限保护自己免遭那些行为可能对你产生的伤害。

相比较而言，你容易做到的是，你奉行能够赢得他人尊重的行为，不容易做到的是，你尊重你与之交往但你却对他们缺少敬意的人。要找出理由尊重他们很难。但是你有一个有力的个人理由要你设法尊重那些被你轻视的伙伴。当你必须身处缺乏尊重的人群中时，你的压力很大。你高度警觉，为你的不尊重寻找合理性。你不满那些你看不起的人，并且因为别人和你观点不同而愤怒。如果你忽然发现，其实大多数人的行为是适当的，并且不认为那是偶然的行为，你就没有什么压力了。你必须把目光集中在表示尊重的那些行为上，而不是过分地强调那些明显的错误。

离婚常常导致尊重的缺失。"你不能指望我尊重那个毁了我生活的人。"我常在咨询的时候听到这样的话。如果你不能恢复对前配偶的尊重，你就无法成功地养育孩子。你的行为使你的孩子们遭受到比你的前配偶更多的痛苦。对离婚家庭的孩子们来说，最大的压力是他们的父母不能在离婚之后和睦相处。至少，你应该因为你的前配偶对你的孩子很好而尊重他或她。

建立信任

信任意味着在人际关系里你感觉到安全。要想更进一步地具有安全感，信任应该是相互的。亲密关系，这是能够感觉到风险的，相当大程度上取决于相互间的信任。戒备、敌视以及改变你身边人的企图，会减少亲密感。你可以通过对方表现出来的支配、戒备或者拒绝行为，来衡量关系中的信任程度。如果一个人运用这类手段的需求度低时，其可信任程度就高。如果某个人强烈需要采用这类手段时，其可信任度就低。

有关信任的常见误解之一是，你不信任的人可以用他们的良好行为重新赢得你对他的信任。这种希望看起来合理，但是很少被实践证明是正确的。大多数人都有这种经验，你看到某个人在一段时间内表现出良好的行为，但是最终，好像不可避免地，结果却是出现了一个愚蠢的错误。你发现自己满怀期待地在等待一个错误。信任总是包含着过去曾经辜负过你的那个人带来的一种风险。

图表7里的信任温度表显示了一个人在信任他人，给他或者她做什么事的权利时的责任。将温度表下面的三项与上面的三项进行比较之后，你就知道，如果想要信任对你来说十分重要的人物，你力求具有的态度和需要避免什么。

在我的实践中，有一个例子。一个叫伯特的人，他总是猜疑他的女朋友。每当伯特出了一趟城回来后，他就觉得她行动异常，总是担心她会背叛他。在咨询时，他告诉我，他借了一辆她不认得的卡车，他打算夜里在她公寓外面监视她。我反对他这样做，但他还是决定要那么做。他没有发现女朋友背叛他的证据，但是这个事实并没有恢复他对她的信任。他推断说："可能不是在那天晚上，可是我没法每个晚上都看着她。我得工作。"

还有另外一对夫妻的例子。米莉的猜忌正在毁掉她的婚姻。她和丈夫加利因为一个特别事件来咨询。当他们两个开车外出的时候，他们路过一位穿短裤的漂亮女孩。米莉认为，她看见她丈夫色迷迷地看着那个女孩。她知道自己最好不要当面说他，因为过去他已经指责过她偏执和妒忌。过了几个街区后，她再也忍不住了，她问："你认识刚才那个女孩?"

加利皱着眉："哪个女孩?"

"那个穿短裤的。"

"我没看见什么穿短裤的女孩。"

"瞎说。我看见了你盯着她的样子!"

他们两个非常愤怒地因为这个事情打了起来。后来米莉承认自己并非百分百地肯定他是在看那个女孩。米莉的猜疑正在破坏她的婚姻。对她来说，没有机会检验丈夫就信赖他是有风险的。在治疗中，米莉意识到，她的猜忌是因为自己缺乏自信而导致的。"怎么会有人真的爱我呢?"

她自问。她认为自己不可爱的信念，是基于她的自我评价而不是她丈夫的行为。

有一次，米莉说，他们要去参加一个聚会，她最妒忌的一个女人也会去。她请求加利不要跟别的女人交谈，除了礼节性的问候。他答应了。

在下次约谈的一开始，我就问他们聚会的事。米莉说："简直是灾难!"

"加利违背他不跟那个女人长时间谈话的承诺了?"我问。

"噢，他没有接近她，"她说，"她也在回避他。你知道他们是一定要相互交谈的。"

米莉不想冒险信任加利，她寻找不信任他的理由。要想使她能够充分信任她的丈夫，必须先提高她的自我评价。她必须感觉到自己是十分坚强的，足以能够承受丈夫的行为引起的失望。

不要从这两个例子里就得出结论说，不信任的麻烦事主要表现在夫妻间不忠实的问题上。更多的时候，你不信任别人是因为你的情绪，尤其是愤怒，或者是你的希望、梦想和渴望，因为你觉得自己不会得到支持或者理解。

要产生对他人的信任，需要在一些重要的方面加以努力，这包括建立健康的边界，提升沟通技巧。不干涉别人的事情，或者当别人侵犯了你的边界时让他们知道，这些是建立信任关系的基本点。这两方面中的任何一面出现问题，都会破坏信任关系。建立边界需要良好的交流沟通，这是一种能够学会的技巧。

所有的人际关系，不管是和朋友、同事，或者是亲近的家庭成员，都会受到尊重和信任的影响。如果尊重和信任中的任何一项缺失的话，这些关系都会遭到破坏。如果你用尊重和信任的态度对待人际关系，你会是十分幸运的。

图表 7 信任温度表

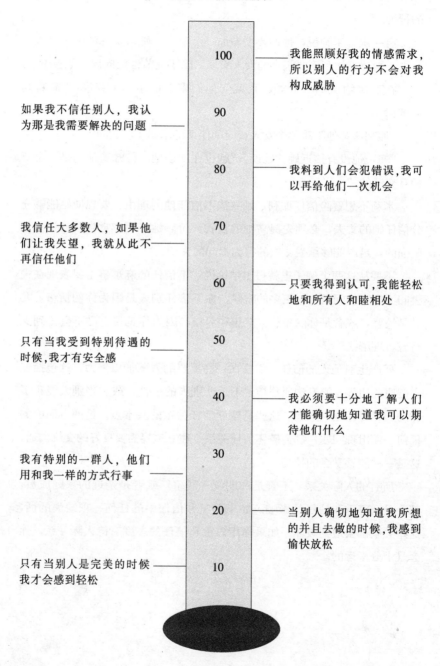

- 100 — 我能照顾好我的情感需求，所以别人的行为不会对我构成威胁
- 如果我不信任别人，我认为那是我需要解决的问题 — 90
- 80 — 我料到人们会犯错误，我可以再给他们一次机会
- 我信任大多数人，如果他们让我失望，我就从此不再信任他们 — 70
- 60 — 只要我得到认可，我能轻松地和所有人和睦相处
- 只有当我受到特别待遇的时候，我才有安全感 — 50
- 40 — 我必须要十分地了解人们才能确切地知道我可以期待他们什么
- 我有特别的一群人，他们用和我一样的方式行事 — 30
- 20 — 当别人确切地知道我所想的并且去做的时候，我感到愉快放松
- 只有当别人是完美的时候我才会感到轻松 — 10

第十章　理解婚姻的协调相容性

目标：婚姻很少能是完完全全地协调的。如果你还没结婚，你有责任在配偶身上找到你所需要的，将你的需要做一个优先顺序安排，寻找符合条件的人。如果已经结婚了，你有责任找出你和你的配偶之间不协调的地方，并辨别出你可以改变些什么来缓解压力。

婚姻是你生活中能够拥有的最重要的和令人满足的人际关系之一。离婚的体验通常是一种痛苦的体验。尽管婚姻可以满足情感需求，但离婚率还是很高。成功的婚姻，会影响下一代的生活质量和他们获得成功婚姻的能力。你的婚姻能力的强弱在很大程度上与两个因素有关：人际关系成熟度和相容性。人际关系成熟度的意思是指，你在与配偶共同生活的过程中，你从经验中学会处理婚姻生活中的问题。相容性是这一章的主题，其中包括有关的各种因素，以及如何解决由于不相容而产生的各种问题。

相容性

选择一位能够和睦相处的伴侣并不是每一个人必备的技巧，但对于那些考虑结婚的人和想要让他们的婚姻关系良好的已婚的人来说，这是一项非常重要的技巧。相容意味着，由于跟某个人有共同之处，所以你能享受和他们在一起的时光，能够与之建立亲密、信任的关系。这些相似性有助于你在关系中感到安全。相容性是维系你们关系的纽带。情爱是一种纽带，但它不如有些人想象得那么重要。情爱的吸引力可能会把你们带到一起，但它没有强大到足以让你们始终在一起。追求成功的婚姻关系这一点更重要。在情爱关系的初期，肉体上的吸引力可能很强烈，承诺因为吸引力而强化。随着时间流逝，情爱的激情可能会减少，而承诺继续增长。

由于有了和你的伴侣的这种情爱关系，你更加喜欢自己，这时一种强有力的和睦的纽带就形成了。这种关系中的两个角色是互补的，权力是分享的。虽然权力的分享并不一定非要是平均的，但每个人都应该享有足够的决策权，这样可以避免愤怒的累积。和睦会带来关心爱护，而不和睦则会削弱情爱关系初期那种非常强烈的关心爱护。

关心爱护包括想要去关心的愿望和决定去关心的行动这样两个方面。两者中，决定去做所能够持续的时间更为长久。如果没有承诺，一个人可能会发现别的什么人也很称心。没有承诺的关心可能会是短命的，或者是表面的。即便在良好的关系里，也会遇到许多难题。愿望以情感为基础，而承诺则能够经受住各种情感风浪的考验。不过，如果仅只有承诺，而没有愿望，则承诺是空洞的，随着时间的推移，这种承诺会使情爱关系不堪重负。

如果问你是什么使你们的婚姻得以持续，你可能会说是爱。这是一个简单的回答。不过有些人可能无法定义爱。作家和哲学家们探讨过各种不同形式的爱。我认为婚姻关系的重要组成部分是友谊、亲昵行为、性爱、承诺——有时是以个人欲望为代价的——和给双方带来心理满足的互补行为。这些都不是新概念。古希腊人把爱说成是混合在一起的一种体验，包括各种不同的人性的满足因子：友谊，性爱，欲望和承诺。这些爱的希腊元素与利用鲍关系指数所获得的发现大致相符。

承　诺

所有的婚姻都构建在承诺的基础上。维持承诺通常会要求一个人做出自我牺牲以使婚姻关系保持良好。亲密、友谊、心理需要和情爱，都与情感有关，而承诺则是一种理智的决定。承诺是有意识的、意愿的行动。

承诺是关心过程的一个重要组成部分。和其他形式的关心不同的是，它是自愿无偿的。它始于头脑，止于心灵。承诺代表着配偶为了使婚姻美满而投注在婚姻上的心力，也代表着来自想要这关系天长地久的一个诺言。它不同于无条件的爱，它可以被撤销，比如在离婚时。无条件的爱的一种背景环境是亲子关系，在这种关系里，父母对孩子负有基本的责任。但是，在婚姻关系中——实际上在任何成熟的关系中——每个成人都对自己负有基本的责任。因此，承诺是同辈人之间的纽带，因为它承认在本质上他们是同等的。相互的承诺久而久之就产生出关心和尊重的深厚情感来。

一个人的价值体系会支持他的承诺。宗教价值观尤其能够强化它。直到前不久，赞成婚姻的文化规范还是广泛流行的。今天，人们轻易而频繁的离婚可能会削弱作为婚姻前提的承诺。在我年轻时，我的朋友里没有谁是父母离婚的，同校同学里也只有少数父母是离婚的。现在大多数孩子都有其父母离婚了的同班同学。

承诺是投入时间精力以保持良好关系，不管这会遇到多少困难。就像 agape（承诺），描述一种爱的希腊词汇，它是付出而非获取。承诺的存在提高了以情感为基础的各种心理需求如亲密行为、情爱和满足感的质量。当情感的强度降低时，承诺使伴侣仍旧在一起。

评估你婚姻中的承诺

当你读到这些的时候，你可能正对你在婚姻中的投入进行反思。而且，你可能也不知道你的伴侣做了怎样的承诺。请你的配偶对此做个阐明。强有力的承诺意味着："我愿意为我的婚姻付出，不论我得到什么回报。"这种坚定的承诺中包含着积极和消极的因素。当丈夫和妻子做出这种同等坚定的承诺时，它会产生预期的效果。如果配偶中的一方利用这承诺，迟早承诺会减弱。中等程度的承诺意味着："我愿意在婚姻中一半对一半，但我不想被利用。"弱的承诺意味着："如果我的配偶不改变自己来适应我，我就离开。"

如果一对伴侣来咨询，我会要求他们重申他们自己的承诺，并且在一个规定期限内保持这承诺。比如，"在四个月里，我愿意为我的婚姻付出，不管我得到什么样的回报。"在成功的咨询的帮助下，这个承诺会延续下去。承诺是你对自己的婚姻所做出的抉择。对你来说，它的价值有多大？

一个女人，在咨询中表达了她的恐惧："如果我丈夫做了这样的承诺，但是并不遵守这个协议那该怎么办？"

"那么，你也不会失去什么。"我说："如果情况好起来，你们还在一起，那你就赢了。如果你们分开了，你就有机会理直气壮地对他的不合作表示愤怒了。"

朋友关系

人们在共有的经历或者性格的基础上形成朋友关系。朋友关系，其最简单的形式，是能够在一起共度快乐时光。更深层的朋友关系，包含了给予和接受关爱、帮助和照顾。你毫不在意为了朋友而竭尽全力，而且你可能也期待朋友以同等方式回报你。当你说"好像心灵相吸"的时候，你指的是趣味相投的人们可以在一起享受愉快的时光。

与配偶在一起共享愉快的时光可以是婚姻中比较强大的纽带之一，也可以仅占婚姻关系中的一小部分。很多人在形容他们的婚姻时会说："最重要的是，我们是最好的朋友。"有个女人最近跟我说："我喜欢和我丈夫在一起，特别是只有我们两个的时候。他太有意思了！当旁边有别人的时候，他有点害羞。他们不能欣赏他的幽默。就像那天晚上，我们在床上看书的时候。我丈夫在上个周末被严重晒伤，身上正在脱落死皮。他从被子底下举起腿，说，'我的腿是在铃儿响叮咚吗？'我笑得没法继续看书。"

事物都有两面性，对不喜欢陪伴在一起的人来说，陪伴会是一件真正的难事。比如，格温说："我爱我丈夫，但我想我不是特别满意他。我喜欢说话，喜欢触摸。拉里喜欢看电视，我说话总是打扰他。他讨厌我坐近他或者握住他的手。他是个猎人，而我是个怕枪的喜欢动物的人。我喜欢看电影，不管是去电影院还是在家看都行。他不喜欢去挤满了人的电影院和排队买票。如果电视机开着的时候，他只想看体育节目，或者是关于体育的节目。拉里佯装没看见我。他这时根本不听我说话。如果他这样，我就决心要引起他的注意。我会坐在他大腿上。有时他还是要回避我。他对电视的兴趣超过对性的兴趣。我宁愿要他改变，而不是中彩票。"

拉里的看法不同："我知道我是爱她的，但有时我觉得憋闷——好像我逃不掉。她总是絮絮叨叨，还会过来坐在我大腿上。她这样让我很吃惊，但我没法说什么。我打开电视躲避她，但她还是说个不停。我不看她，她说得更响！去洗手间能让我有片刻的独处的时间，但是她隔着门跟我说话。我真想喊叫。"

亲　密

亲密是与人分享你最隐秘的最私人的感受的能力。亲密是在最深层次上去了解和被人了解，是接受你逐渐了解到的。简单地说，亲密指的是，在你的伙伴面前，毫不遮掩地保持自己的本来面目，不怕斥责或者是被拒绝的一种意愿。所以，被说滥了的那句话，"接受本来的我"是有其可取之处的。但是你没有必要认可你的伴侣做的每一件事，包括烦扰的或者不适当的行为。就像友谊，亲密也要求一定程度的相似性。

亲密是婚姻关系里最让人担忧和珍视的特征之一。逐渐深入了解一个人，并且允许那个人了解你，这既让人产生威胁感，也让人产生满足感，这取决于每个人是否接受对方。伴侣们经常告诉说，他们最亲近的时候，是当他们中的一个与对方分享他的弱点或者根深蒂固的价值观的时候。在团体治疗中也会发生类似的亲密关系。处理问题的那个过程，缩短了人与人之间的距离，使他们更亲近。当你和那些与你共享价值观的人在一起的时候，毫无疑问，你对自己的价值观更有信心。当你的伴侣与你共享你的人生价值时，你就不会因为自己的信念和目标而遭到否定。

日常生活的很多活动都牵涉到价值观。为了能够亲密和睦，伴侣们需要在下面的一些内容方面取得共识，就算不是全部，至少是某种程度：

- 世界观和政治取向
- 宗教和生命的其他奥秘
- 生活目标
- 财务资源的使用
- 抚养子女的实践活动
- 性生活的态度和需要
- 闲暇时间的使用

- 婚姻生活上的权力的分配
- 家务劳动的划分
- 与他人社会交往的范围
- 家庭日常事务
- 解决问题和做决策的程序

如果你们之间存在差异的话?

那些彼此之间存在显著差异的伴侣该怎么办呢? 在这样的关系里能培养出亲密吗? 你比较容易信任一个在生活中的各个重要方面与自己的想法、行动和感受相类似的伴侣。但是信任也可以在差异的基础上产生。我曾听到差异很大的伴侣们表达他们的看法, 如: "我信任卡罗尔因为我知道她公平合理, 考虑周到, 她照顾到不同的意见——我的和别人的"。"我可以信任艾瑞克, 因为他总是把我放在第一位"。"我信任马丁是因为我十分尊重他。他有很高的伦理和道德准则, 他能够接受差异。我们两个人喜欢讨论那些差异, 而不用担心被拒绝", 还有如"我经常惊讶于我和玛丽在一些重要问题上是多么不同, 主要是在政治方面。当她发表她的观点时, 我时常学到新的思想。所以我很感谢她在我人生中起到的平衡作用, 我从来没有害怕过被否决。"

上面例子里的伴侣们都说他们的关系是亲密的, 可以分享彼此的信念和感受, 即便他们之间存在着差异。这些伴侣的成熟度看起来是个重要变量。

性 爱

性爱是你对你的伴侣形成的一种肉体的和性的吸引力, 通常是你最初吸引人的力量。性爱是一种生物驱力, 驱使你参与到繁殖和延续你的物种的过程中, 这是一种非常重要的动机。性爱通常在关系形成的初期达到顶峰, 然后其强度便会降低。强度的降低实际上是有益的。初期的激情驱使着你, 使你冲动地思考和渴望你的伴侣, 同时它还引起一些其他的冲动, 以致妨碍你做事。你希望有足够多的激情带给你欢乐, 并且在与对方的关系里遇到冲突时总是去宽慰对方。但你必须从这分心的愉悦中解脱出来，去照料你的生活。尽管如此，性爱是和睦婚姻的牢固纽带，婚姻缺乏和睦时，它又是一种刺激物。

身体的吸引力在美国社会里被认为是非常重要的。不过当你的性爱被激起时，你可能会做出非理性的决定。如果你被强烈的激情控制住时，你可能会不顾现实。比如，准新娘坦白地说："我必须告诉你，我痛恨打扫房间。""那没关系，"她的未婚夫回答："我们会请个女佣的。"两年以后，她丈夫抱怨道："我们生活在猪圈里。"

强烈的性爱可能在最初的时刻使人呆在一起，但是它不会让人们始终在一起。我的意思并不是说，性和激情对维持婚姻关系的决定没有影响；性经常是一个决定性因素。寻求婚姻咨询的人经常倾诉性生活方面的困境。夫妻双方开始厌倦对方，各自有着不同的性需要，偏好不同，或者遭遇一些病理问题，比如阳痿或者荷尔蒙失调。

在为有着不同的性需求的夫妻做咨询的过程中，我的实践经验始终得出一致的结果。当性兴趣较少的一方，出于内疚或者是被迫屈从于对方的性要求时，他或她的愤怒就会积累，而这种愤怒会进一步降低性欲。但如果由性生活需求频率较低的一方引起性生活，而且不再感觉到性生活的压力，有时会发生有趣的事情，这个人对性生活的兴趣可能会提高。为此，值得注意的是，愤怒是使人对性生活丧失兴趣的一个常见原因。当你对某个人生气的时候，你是不会愿意去取悦他们的。如果恼怒是短暂的，情形可能会不同。有些伴侣会利用性生活作为一种补偿。但是，长期积累起来的愤怒可能会导致感到痛苦的一方回避性生活，另一方则无力改变这种处境。积累了愤怒的人必须面对并且处理掉这些艰难的感受。决心这样去做是很重要的，感受你的丧失、伤害或者失望带来的痛苦是必要的步骤。

图表8可以用来测定你的关系中的性和睦程度。你应该和你的伴侣一起讨论在一、二和三项上的得分，并且标记出可能需要处理的问题。

图表 8　性生活的和睦程度

在性生活上，我的伴侣给我的吸引力程度属于：

没有　1　2　3　4　5　强烈的激情

在性生活频率上意见一致的程度：

无　1　2　3　4　5　完全一致

在性生活偏好上的意见一致程度：

无　1　2　3　4　5　完全一致

影响朋友关系和亲密关系的行为模式

BRI 研究[1]中发现有三种人格因素会对相容性产生影响，特别是在差异极大的情况下：私人亲密关系的需要，对生活的基本态度，对待竞争的看法。就这些问题，你可以依据人们的行为模式，把他们描述为介入类型的人或者疏离类型的人，小心谨慎的人或者抱有希望的人，以及攻击类型的人或者平和类型的人。

图表 9

介入类型的……………………………………疏离类型的

小心谨慎的……………………………………抱有希望的

攻击类型的……………………………………平和类型的

介入类型的或者疏离类型的

什么样的参与程度是合适的，怎样会被看做是过于密切？在你的婚姻生活中，你需要多大的私人空间会感觉轻松愉快？有些人需要很大的个人空间，另外一些人则是有一点点距离都会觉得不舒服。大多数人都能够记起那种感觉，跟某个人谈话时，对方似乎靠得太近或者站得太远，让人感觉交谈时不舒服。

参与度高的人想要知道配偶的一切，包括他们的思想、希望、幻想、感受、观点和每一分钟的体验。疏离类型的人可能爱得同样深，只是喜欢有一定的距离，不会什么都跟配偶分享。他们会有选择地显露一些东西，有时候则不显露任何东西。如果你是个喜欢介入的人，跟一个喜欢保持距离的人结了婚，你可能会有受骗的感觉。如果你是个疏离类型的人，而配偶非常需要参与，当对方侵入你的空间时，你会感到压力。

比如，温迪的参与度得分很高，结婚后一直没能适应自己的婚姻。婚礼后不久，她就感到罗杰不爱她，因为他是疏离型的。他似乎并不欣赏她的爱和关注，对她的需要也不敏感。他们唯一的亲密行为是在性生活里，因此她感到被利用了。温迪在婚礼之前为什么没有注意到他的这种行为倾向呢？在情爱关系的早期，很少有人会以疏离的方式行事。你通常都会为你的那一位痴迷，想要尽可能多、尽可能近地跟他或者她在一起。时间长了，疏离类型的人的这种欲望会减弱。

在第二个例子里，奥布里下班回家的时候，看起来很生气。他是疏离型的。他的介入类型的妻子克莱尔问他是不是有什么事情不对。奥布里回答："今天糟透了。我现在很烦，不想说话。过后我会告诉你的。"

克莱尔立刻焦虑起来："奥布里，我做错了什么吗？"

"没有。在我平静下来之前，请让我一个人待会儿。"

"没准我能帮上忙。如果你信任我，你可以让我来帮你的。"

奥布里感觉到压力，更生气了。克莱尔的介入需求，使奥布里不能从她那里得到自己需要的空间。可是如果是克莱尔不高兴地回到家，她就想立刻说出来。如果奥布里没有问她这天过得怎么样，她甚至会生气。"你看得出来我不高兴"，她说："如果你在乎我，不管我说什么，你都会想要搞清楚出了什么事儿。"但是如果她让奥布里离她远点，奥布里就会尊重她的要求。

上面描述的例子说明，当配偶双方各自位于亲密统一体的对立两端时，就会发生这种问题。我们文化中的浪漫神话告诉我们，一对夫妻依恋得越紧密，关系就越健康。反过来，要求个人空间会损害亲密关系。但事实是，疏离型的人并不是在躲避亲密关系，他们是在保持亲密关系的同时还需要不与别人分享的独处的时间。这类夫妻似乎有着很强的亲密关系，但同时也有着更大的失望，这损害了他们的关系。没有清晰界限的太过亲密的关系会变得过于纠结。我的经验告诉我，两个疏离类型的人能够像一对介入类型的夫妻一样和睦相处。你在这个介入－疏离统一体上的位置只有在和你的配偶所在的位置有关系的情况下才是重要的。你和你的配偶各自位于两侧极端位置的情况下会产生病态关系，或者会发生情感上的不愿沟通，或者会是情感上的纠结。

小心谨慎的人和抱有希望的人

小心谨慎的人所关注的焦点不同于抱有希望的人，他们将注意力集中在思考、规划、安排、寻找隐患或缺陷上，他们十分注重条理性。在一个他们认为会不断出问题的世界中，具有未雨绸缪的意识能使他们有安全感。他们力求十全十美以避免各种风险。他们是悲观主义者，预想着什么事情会出错儿，总是计划着如何保护自己。

抱有希望的人从乐观心态中获得安全保证。他们通常是冒险的人，而且他们是通过人际关系而不是通过使他们的客观环境具有条理性来获得安全感。抱有希望的人竭力诱使他人做出积极的回应，给人们留下深刻的好印象，并因此获得认可。他们还试图说服别人与自己合作来满足他们的需要。抱有希望的人会否认风险，以便保持自己的乐观心态。

高度小心谨慎的人需要一种有条理的、有秩序的、顺畅的和整洁的环境。他们喜欢周围环境是可预料的，不会发生意外事件的。封闭的环境有助于安全感的产生，而敞开的环境则会引发焦虑。当一个小心谨慎的、高度有条理的人的配偶，干扰了这些需要，不和睦甚至冲突就一定会发生。

有条理的、悲观主义的配偶会坚持要求他们的伴侣采取有条理的行为方式，以便阻止事情出差错。不那么谨慎的配偶可能会被这种消极方式弄得很泄气。小心谨慎的人需要让事件、日程安排、衣物甚至是厨房里的用具都干净整洁，以避免事情出差错。乐观的配偶不那么在意事物缺乏条理，因为秩序对他们来说不重要。如果伙伴要来的话，缺乏条理的人会把房间打扫干净，但可能会把杂物堆到客房里并关上门。

例如，海伦是一个十分小心谨慎的人，而她的丈夫哈罗德却是一个高度满怀希望的人。保持干净整洁和有条理对海伦来说很重要。哈罗德经常不注意这些事情，弄得海伦心烦意乱。比如，在他们的卧室里有一把摇椅，哈罗德总是把他的衣服搭在椅背上而不是挂起来或丢进洗衣篮里。一次，海伦一连几天都不去管他的衣服，想要看看他到底会怎样。那些衣服越堆越高，直到把摇椅弄翻过来。海伦拿这事儿开玩笑，想使他感到窘迫，可他一点都不恼。

西姆斯和米尔德里德的例子是另外一种情形。米尔德里德邋遢马虎的持家作风让西姆斯很恼火，他是个悲观和小心谨慎类型的人。西姆斯对米尔德里德说："如果你及时打理这些东西，你就会觉得好办些。一旦事情堆积在一起，就像你现在看见的这样，那就是一件大事了。"

"没什么了不起的，"米尔德里德说："如果你今天清理了，到明天它就又脏了。为什么不等到房子真的需要打扫的时候呢？而且我的朋友苏昨天很不开心，今天，她比这房子更需要我。"

一对夫妻，一个是小心谨慎类型的，一个是抱有希望类型的，他们之间发生的口角经常同对某事物做出的评判有关。悲观类型的需要对人、策略和突然发生的事情迅速地做出判断。这些判断会使他们感到安全，他们会做出决定并使事件得到关照。他们的决策力基于某件事是否是令人满意的。但这类小心谨慎的人，在对需要进一步采取行动的事情上做出决定时会有问题。而抱有希望的人对那些立即做出的负面判断很恼火，他们认为那些判断基于不完整的信息，这些判断挫败了他们的乐观情绪。这个有点恼火的配偶会反对这个判断。判断行为本身就会抑制抱有希望的人。它看上去就是要击败希望的，即便那个判断是确实的。

戴维和梅正开车回家，他们刚在一个派对上认识了一对新夫妇。"我不信任朱莉，"梅先说道："我不知道，可就是有点什么事儿让我疑心她。"

"噢，拜托了，你刚刚认识她。你不可能知道她是否值得信任。我觉得你是在妒忌。"戴维说。

"你为什么护着她？你是不是特别喜欢她？"梅问道。在又说了几句更激烈的话之后，回家的路上，他们一直处于这种敌对的沉默状态中。

在婚姻咨询中，像戴维这种满怀希望的人会逐渐明白他们的小心谨慎的配偶所做出的判断是为了要增加安全感。当戴维反对梅时，他破坏了她一直拥有的安全保障。他需要养成习惯不去证明梅是错的。而另一方面，梅需要养成延迟做出判断的习惯，直到她能用事实证明她的结论。

攻击型的和平和型的

人们在竞争的意愿上也是有差异的。有些人不管要面对多少冲突也愿意去获得他们想要的；而另外一些人则尽一切可能避免冲突。一个攻击型的、总是要按照他或她自己的方式办事的人，和一个平和型的、总是愿意妥协以避免冲突的人相结合，难道不是一对最佳配偶吗？这种状态，可能会是某些夫妻明显地所向往的，但它实际上是一颗定时炸弹。较少攻击性的伴侣会累积起愤怒，这愤怒日后终将浮出水面，引发婚姻问题。

攻击型的人通常是一个快速的决策制定者，而他们的十分温和的伙伴则是不慌不忙的。更具攻击性的配偶觉得在做出家庭决策时受到了阻碍和延迟。他或她会严厉指责平和型的配偶，而这个平和型的配偶，相应的，很可能会将这种受伤害的情感掩盖起来，待到日后清算——可能在很多年以后。

例如，弗雷德和洛伊斯两个人都是平和型的。弗雷德总是不高兴，感到沮丧，不如他的妻子成熟。如果他不喜欢她的行为，他就噘嘴而且一段时间不理她。洛伊斯在这段时间里就细心照顾他，似乎并不怎么怕他的坏脾气。弗雷德因为抑郁接受了治疗。这两个伴侣都说他们的婚姻是美满的。他们之间很少发生公开的冲突。

帕姆和妮尔，两个人都是攻击型的，都不太成熟理智。他们认为他们的感受是由对方的行为所决定的，所以他们必须控制对方的行为，否则就成为对方行为的牺牲品。他们都决心要改变对方。在过去的几年里，帕姆多次硬拉着妮尔来做婚姻咨询。这两个人差不多天天吵，有时吵起来没完没了。双方都抱怨说他们的关系很可怕。在他们21年的婚姻生活中，他们一直都在相互威胁着说要离婚。帕姆和妮尔都是在父母始终吵架的那种家庭环境中长大的。尽管他们总是相互抱怨，但他们中没有一个人提起过离婚诉讼，哪怕是去见律师。他们两个都认为，他或她会有办法去改变对方，并从此过得快乐。他们俩就这样怀抱着改变的希望而始终维持着他们的婚姻。他们的这种生活方式从不会让人感到无聊。

威尔是个平和类型的人，而他的妻子，伊内兹是个攻击类型的人。伊内兹经常地抱怨，要求，指挥和指责威尔。朋友们都说威尔惧内。他并不总是被动，偶尔也会反击，但他不喜欢这样做。有时他不表示出任何情绪，或者离开家几个小时。

威尔说，他依旧爱伊内兹，但他一想到在余下的日子里在家里还要继续的战争，就感到沮丧。伊内兹不能肯定她还爱着威尔。多年来，她失去了对他的尊重。她尤其憎恨他的不还击。以前，每当她说他是懦夫的时候，他都会愤怒，但他现在很少那样了。威尔说，他过去更多的时候是为自己辩护，但那样做的后果通常并不能给他带来什么好处。因为伊内兹是不可能做出妥协或让步的。威尔觉得，他越早让步越好。伊内兹缺少界限意识，太过攻击性。如果威尔感觉到她的主导地位带来的是保护和周密安排，他会欢迎。然而，他感觉到的是作为一个人的不被认可和他的权利的被剥夺。他不想当这个领导，但他因为受到伤害而怨恨。

每一个都在各种不同的重要事件之间努力做出平衡，你既想要在某一领域里获胜，但又害怕逼得太紧而完全丧失既有关系。那些一心想要获胜的人容易引起紧张的人际关系。这样的人往往会认为较少攻击性的人是懦夫，他们用这来指导自己的行为。另一方面，那些习惯性地害怕失去关系的人会想办法来避免冲突。他们愤怒地认为那些只想着要获胜的人是以自我为中心，是傲慢的恶霸。对此，十分平和的人不会显露出他们的愤怒。相反，他们把愤怒压了下去。但正因如此，这愤怒会在将来产生很多问题。

你的行为方式和你配偶的行为方式极大地影响着你们的婚姻。在三种统一体中，处于中间一档的夫妻似乎在这些领域中没有麻烦。然而，那些位于统一体对立两端的夫妻有着不同的故事。如果夫妻同在统一体的一端，他们的纽带是非常牢固的。如果夫妻各自位于对立的两端，冲突是不可避免的。

相容性导致的问题

从来不存在不出问题的情爱关系，所以即便是和睦的夫妻也要面对他们十分般配的不利方面。只是由相容性产生的问题更容易得到解决。某些类型的"美满"的般配婚姻会发生意料之内的问题。

两个平和类型的人

杨和杜威两个人都是平和类型的人，都回避正面冲突。当他们各自关注一件事情的时候，他们就会假装不在乎或者假装那不是什么大事儿，即便它真的是件大事儿。两个人都把愤怒隐藏起来，这只会在将来引起问题。杨和杜威都自豪于自己能够避免争执，但实际上他们仅仅是推延了冲突的发生，并未能解决问题，有时甚至会将冲突推迟到数年之后。

我告诉他们一种交换信息的安全方法——给对方写信。在那些信中，两个人表达了他们的遗憾和不满，包括怨恨、委屈和内疚感，包括改善关系的要求。他们不直接交换信件，而是每隔三个月邮寄给对方一次。用这种方法，他们可以相互交流他们害怕直接说出的东西。

对于愿意说出自己不同意见的平和类型的人来说，他们可以使用另外一种方法。至少每周一次，你需要坦白承认："我有些事情没有告诉你。你想要听我说嘛?"然后，如果听者同意，你就描述你的委屈感、怨恨或者其他的一些不满或者是称赞。听者除了倾听之外，什么都不需要做，不需要做出任何回应。如果你所表达的情绪是负面的，那么同时你还应该表达一些积极的情绪。

平和类型的人应该为他们自己划出一个私人空间并捍卫它，应该能够在别人提出要求时说不，并且要让别人知道他们所喜欢的和不喜欢的。当他们的关系成熟了以后，他们就能直接面对共同生活在一起而产生的那些问题了。平和类型的人在建立自己的界限时会感到困难，但他们必须学着这样做。

两个具有攻击性的人

两个具有攻击性的人在他们结婚后很可能会遇到麻烦。竞争型的人不太可能是相容的人。就是说，他们能够处理冲突，但他们的冲突太多。杰伊和玛吉两个都是好竞争的和攻击类型的人。有时，他们能够容忍竞争，在正常的情况下，能够泰然处之。然而，当压力巨大时，其中一个人有时是两个人的行为会出现倒退。他们的对抗开始危害他们的感情，并最终给他们的关系造成无法弥补的裂痕。家庭成员还有邻居和朋友们也会被卷入到麻烦中来。所有这些人都会被他们激烈的感情冲突所波及。

如果杰伊和玛吉打架，他们两个都会转向家人和朋友寻求援助。而当他们两个已经准备原谅对方时，他们的家人和朋友们还在愤怒，还在劝说他们各自关心的那个人离开算了。尽管这样，他们还是在一起。杰伊和玛吉是很典型的攻击型的人。人多数攻击型的人凑合着继续呆在一起，同时没完没了地打。对有些人来说，打架起到粘合作用，使婚姻状态得以维系。

如果行为方式不相容

不相容的类型会给婚姻带来极为紧张的关系，尤其是当这种倾向十分严重时。

攻击型的与平和型的

查克爱他的妻子德尔。可另一方面，德尔非常不愉快，她不知道自己是否还爱着查克，但她并不想离婚。德尔已经看了几个治疗医师，治疗方法始终是同样的。她和她的治疗师几次约请了查克一起来面谈。他们一起处理他的过度控制手段。查克试着退让——让德尔按照她自己的方式做事——但他的许多控制手段是微妙的和无意识的。他是一个魁梧的男人，他的在场、他的锐利的目光和激烈的说话方式就有一种控制力。经过一段时间的努力，他变得灰心丧气。查克会在无意识中给人造成压力。当德尔抱怨地说"你还是这样"的时候，他很吃惊。他大喊冤枉，并且感到困惑。他认为他已经改变了，可是她还是不满。

查克又回到他的控制别人的习惯性行为方式中，他坚持认为，德尔的治疗师使他们吵得更厉害。他拒绝支付治疗费。德尔停止了治疗，开始变得愤怒，并且不再表达她的感觉。最后，她的抑郁到了极点，查克只好允许她回到治疗师那里。

后来，终于有一个治疗师对德尔的问题做出完全不同的界定。这个治疗师的目标不再是要查克改变，而是要使德尔能够成功地应付他的总是支配人的丈夫。她学会了辨别他的控制手段，并找到应对它们的办法。她开始争取自己的权利，并建立了恰当的界限。

查克的控制行为逐步升级。在德尔开始治疗时，他风平浪静地面对德尔所采取的新行为方式。到德尔的新行为方式持续了两个月的时候，查克意识到，他需要用极端的方式使事情回归到他希望的样子。他告诉德尔，她必须做出选择，或者继续她的新行为方式或者是离婚。她告诉他，她既不会回归到原来的被动状态，也不想要离婚。她承认，他有权利提出离婚如果他想这样的话。

查克感到困惑和被抛弃。他要求德尔让他和她的治疗师面谈。查克谋求治疗师的支持和帮助，让他重新获得他的控制力。他告诉医生说，如果德尔不后退，离婚就迫在眉睫了。查克没有得到满意的答复，于是他安排治疗师和他们两个共同面谈。共同的面谈也没有让查克高兴起来。他又给德尔的治疗师打电话，要求帮助他拯救他的婚姻。这个治疗师将查克转诊给了自己的一个同仁。

攻击类型与平和类型的两个人之间的不相容性，是一个试图在利害冲突中获得他想要的东西的人与一个想要避免冲突的人之间的斗争。表面上看起来，最容易的解决方法似乎是说服具有攻击性的人放弃控制。然而，这种策略依旧让攻击类型的人处于主导地位，其控制性的行为模式并没有实质性的改变，在未来无法抗拒控制欲时，攻击型的人会再次攻击那个比较依赖的、平和类型的人。因此，平和类型的人必须学会一些坚决要求自己权利的技巧，竞争类型的人必须学会妥协的艺术。

介入类型的人和疏离类型的人

卡伦和弗雷德的婚姻是参与类型和疏离类型的人组成婚姻的典型例子。卡伦因为弗雷德缺乏对自己的关注而烦恼，她告诉他说，她见了一个离婚律师。"我们应该讨论一下协议书"，她说。弗雷德不理解她的行为，感到十分痛苦，要求她和自己一起去见咨询师。咨询开始于卡伦愤怒地抱怨弗雷德对自己的忽视。弗雷德答应给卡伦更多的关注，但他的尝试笨拙无效，卡伦鄙视他的那些努力。弗雷德陷入沮丧，感到非常无助。

卡伦开始她的个体治疗。一段时间之后，尽管她依旧用参与的方式处理相互间的关系，但是已经能够用爱和非威胁方式将日常事务与婚姻关系脱离开来。弗雷德开始抱怨两个人很少在一起。这时候，弗雷德同意进行治疗，以便让他能够承认自己的感觉，并且提高他对卡伦的需要的敏感性。

弗雷德十分感激他生活中的这些变化，并且享受着他在亲密关系中的新技巧。卡伦也承认这样的一个事实，即她的婚姻不如她所希望的。她感激弗雷德所做出的改变。尽管关系没有达到她的理想状态，但有了很大的改进。随着卡伦的成熟，她对弗雷德的期待逐渐变得现实起来。

介入类型的人和疏离类型的人在一起总是因为过度的亲密或者缺乏亲密而痛苦挣扎。在这样的案例中，介入型的必须首先有所改变。他们必须从这种关系中向后退，迈出对他们来说是勉强的一步。不管怎样，只要他们能够退一步，他们就使得疏离型的配偶处于需要的状态中。一直想要回到舒适状态的疏离型的人，这时就会向他们的介入型的伙伴这边前进一步。当他们向前迈进时，疏离型的配偶已经愿意学着让自己对对方的需要更敏感、更关注。

小心谨慎型的和抱有希望型的人

小心谨慎型的人和抱有希望型的人由于对生活中什么是最重要的东西持有不同的观点，因而相互间可能会失去对对方的尊重。那些缺乏条理和较少悲观主义的人更喜欢交往和满怀希望。而比较悲观主义的配偶希望事情总是有条理、有秩序和可预见的。他或她需要把事情清楚地划分为好的或者坏的，白的或者黑的。对这两种类型的人来说，最重要的是要保持对对方的尊重，尽管存在着这种种差异。如果一个高度有条理性的人尊重自己的配偶，那他就会比较容易地决定调整自己的舒适度，而不是坚持要求条理性较差的、希望类型的配偶同样地有条理。

不太有条理的配偶，如果尊重自己的配偶，就会看到周密安排的需要，就不会指责对方没有将婚姻关系置于首位，就会有一个积极的态度。两个人就会欣赏他们自己所缺乏的而他们的配偶所具有的技能。小心谨慎的人善于发现和规避风险，而总是满怀希望的伙伴能够保持家人情绪的高涨，抵消小心谨慎者言行的消极作用。

心理需求的满足

考虑一下互补的心理类型所产生的吸引力。如果你有主导你们的关系的需要，你可能会想要更大的决策权，并且愿意承担照顾家庭事务的责任。当配偶乐意服从和合作时你会感到满意。当然，抗拒也是有可能的。你的配偶可能想要占据主导地位，而你竭力反抗这种作风。类似地，你可能会对一个想要照料别人的配偶不感兴趣，你不需要一个照料者，或者消极地对待一个想要你承担更多责任的配偶。

心理需求的满足有时会引起角色的转换——在一些场合你照顾你的配偶，而在另外的场合你允许对方照料你。

需求的满足因子

两个个体可能会具有使对方得到满足的不同的特性，他们符合对方的需求。满足对方的需求加深了人们的情感纽带，并且让人感觉很好。我利用鲍关系指数经过研究找到四种这样的需求满足因子：支配、合作、帮助和要求。

支配者是那些在亲密关系中享有控制力的人，他们通过使其配偶感觉糟糕来保持这种控制力。他们的互补者——愿意取悦和顺从他人的人——是合作类型的。支配者必须是能够惩罚这个合作者的，否则就不能控制住对方。这种惩罚可能是指出其错误，以使合作者感到内疚，也可能是更带有攻击性的控制，这种控制可能会威胁到他们的关系。

那些愿意承担责任使他们的伴侣感到愉快，感到爱的人是帮助类型的。他们享受照顾他们配偶所产生的快感，他们通过救援、宽慰和称赞自己的配偶来照料他们。他们的互补类型是那些总是提出要求的人。这种类型的人期待他们的配偶给他们以关注，抚慰和特殊的对待。

一个人可以在支配、合作、帮助和要求这四个方面所形成的任意组合形式上获得或高或低的分数，但不能在所有四个方面都获得全高或全低的得数。不过，有些人可能会在一项或多项上是中性无倾向的。例如，一个人可能在支配方面得分低，在合作上得分高，而在帮助和要求两方面是中性的。他的配偶可能在支配方面得分高，在合作方面得分低，在帮助方面为中性，在要求方面得分高。这种组合可能适合于与之形成互补的合作与支配类型。但是一个要求类型的同伴可能会产生没有得到满足的感觉，因为其伴侣的给予对方帮助的心理需求在其心理构成中不占据重要位置。

需求阻滞因子

两个人可能会因为他们缺乏互补的需求而相互地使对方感到懊丧，或者，更糟糕的是因为他们竭力阻滞自己去扮演能够使对方需求得到满足的那个角色。阻滞因子不一定必然是一个相反需求产生的结果。它可能是某个人的特性的自然组成部分。也许它作为一种防御能力开始于一代人，然后教给下一代人成为一种习得行为。有四种需求阻滞因子：顺从、冷漠、固执和无需要。

支配类型的人可能过于具有攻击性，甚至会使一个互补的合作类型的配偶发展出固执的特性作为其生存技巧。帮助类型的人，如果没有恰当的界限，会干涉他们配偶的事情，直到使其配偶感到窒息。合作类型的人可能不会让你知道他们的界限在哪里。这样的人不会为他们自己大声辩护，经常会积累起没有说出来的愤怒，并且会变得固执。要求类型的会因为其过度的依赖而使他们的帮助类型的同伴感到倦怠并变得冷漠。

顺从类型的人，与支配类型的相反，会使合作类型的人懊丧。顺从类型的人会照料对方，但不会用保护、指导和做抉择的方式为对方提供安全感。总而言之，他们拒绝给予合作者需要的周密安排。顺从类型的人在为家人做出艰难的领导抉择总是感到不舒服。他们避免给他们的配偶施加压力，或者是让他们感到不愉快。

帮助类型的人需要的是一个希望得到扶持帮助的同伴。他们享受照顾别人的乐趣，与那种需要关注和帮助从而让自己感到愉快的依赖型的人很契合。无需要类型的人，与依赖类型的相反，过多的关注会让他们感到窒息。当无需要类型的人受到特别的关注时，他们会觉得被人操纵，有时甚至感到内疚。另一方面，冷漠类型的人不喜欢别人期待他们为别人的情感负责。他们希望依赖类型的人自己照料自己，并停止要求别人为他们做事。

如果一对已婚夫妻中存在互补性需求，那是让人非常满意的。即便如此，生活有时仍旧会是很复杂的。每一种满足因子都会被你配偶的相反的行为所阻滞。如果你了解你的配偶的满足因子和阻滞因子，你就能更好地去处理它们了。

需求满足因子的吸引力

人们了解对方的行为方式和满足因子是在追求对方的过程中，这是在谈恋爱的早期表现出的特征。人们经常抱怨这种追求游戏，尽管这有助于你找到潜在的可相容的配偶。

人们在恋爱关系初期，也许在第一次见面时，就开始交换信息，交换"情感身份证"。在接下来的约会中，情侣们相互传递和观察对方的心理需求。你可以想象一下，比如，一个可以作为恋爱对象的男人和女人在一个派对上遇见了，他们觉得对方非常有吸引力，于是便开始交谈。罗伯特是个支配型的人，潜意识里正在寻找一个合作型的配偶。交谈没几分钟，他对这个女人说："你穿的这件衣服很普通，上个星期我在一次派对上见到过相同的一件。"一个合作型的女人的回应会表现出不快，也许会暂时把目光转向别处，但她还是会微笑。她可能会说："我想我不是唯一的有品位的人。"这两个人会约会，并且最终结婚。

但如果罗伯特选择一个固执类型的人会怎样？他最初可能同样地感觉到对方的魅力，但他对她衣服的评论会招致麻烦。"有毛病！"她会说："谁问你了？"

再想象一下另外一对儿。贝弗利是帮助类型的，唐纳德是要求型的。作为帮助类型的贝佛利，期待着因为自己所做的事情而受到对方的称赞，或者暗示唐纳德是需要她的宽慰的。如果唐纳德表现出任何沮丧的迹象，她便会关切地问他："有什么问题吗？"如果唐纳德说："今天是我一生中最糟糕的一天！"贝佛利可能会表现得更加关心。她知道她能使他感觉好些。

但如果唐纳德是无需要类型的人呢？不管那天他过得多么艰难，他会回答说："是的，我还好。"但如果，唐纳德是依赖型的，而贝佛利是漠不关心型的，他要求给予关注，而她却冷漠地用恰当的话语回应道："这太糟糕了，我很遗憾。"然后她可能会马上走开，并不打算处理他的糟糕情绪。类似这种表面上看起来无意义的闲谈有助于你找到潜在的配偶。

有时，两者间的这种契合只是部分的，有些因素是互补的，而有些则不是。如斯蒂夫和海伦的例子。斯蒂夫在支配和帮助的满足因子上都得分高，无需阻滞因子上得分也高。海伦的满足因子是帮助和依赖，同时其阻滞因子是固执。斯蒂夫宽容，温和，体贴。海伦喜欢他的这些品质，很珍惜。斯蒂夫同时还很骄傲。当他变得傲慢或者说是爱出风头时，海伦就表现出固执性的反叛。

在一次派对上，海伦当着朋友们的面取笑他。挖苦他的话很温和，大概没有引起什么人的注意。但海伦知道斯蒂夫听明白了。斯蒂夫大怒。在回家的路上，他要求她道歉。海伦拒绝，她说："这只不过是一件小事，可你却想要把它弄大。"

他们争执的已经不再是那句话，而是在争夺控制权。斯蒂夫因为受到的伤害而愤怒地要求某种屈服和从属的表示，但海伦不想屈服。在她看来，斯蒂夫是个笨蛋，她不打算鼓励这种行为。

争执逐步升级。到最后，斯蒂夫宣布说，他不再和对他人的感觉无动于衷的人生活在一起了。于是海伦道歉了，但斯蒂夫认为那声调不诚恳。他认为她是在嘲弄他。当天晚上他离开了她。要把他们俩拉回来，必须要进行咨询了。

需求满足因子和阻滞因子的混合体

单个的人的需求满足因子和阻滞因子会以各种不同类型的混合体形式表现出来。例如，你的需求阻滞因子很可能同时兼有顺从和固执。杰夫不想用导致他人的负面情感的方式来控制别人，但如果别人想要控制杰夫或者使他感到难受，他会竭力使那个人感觉更糟。

图表 10　互补的满足因子

主导类型的	帮助类型的	合作类型的	依赖类型的
↕	↕	↕	↕
顺从类型的	冷漠类型的	固执类型的	无需要类型的

单个的个体还可能同时是主导型和合作型的。这样的人表现出更强一些的主导性，但他们也是遵守规则的人。如果别人做的事情使他们感到不好，他们会呆着不动。像固执类型的人可能做的那样，因为没能让

别人高兴或把事情做好，他们会感到内疚，而绝不会报复别人。一个人兼有帮助类型和需求类型的情况也是非常普遍的。这样的人会和另外一个兼有合作与需求类型的人相处得更好。两个人都感到给予是令人满意的，但同时期待着获得同样多的回报。

互补的满足因子

主导型的和合作型的

如果没有适当的界限，互补的满足因子会变得难以承受。茜茜是主导型的，瑞德是合作型的。他们结婚后，他们的满足因子十分契合，所以他们的情感需求得到满足。但是茜茜不知道什么时候该停止攻击性的行为。她对瑞德发号施令，当着他的朋友的面让他难堪，并且设法让他觉得没有给她足够的关注而感到内疚。

瑞德因为觉得自己从来都没有为茜茜做足够的事情而感到内疚，但她的攻击行为让他愤恨不已。他想不出办法让她高兴。最后，他再也不想忍受她的虐待了。他的愤怒在增加，他对她的爱在减少。在经过十年的不愉快之后，瑞德一走了之，毫不痛惜地结束了这场婚姻。作为一个固执类型的人，他的最后界限现在清晰可见。他原有的合作性的习惯行为在这种情形下不再是适宜的和健康的了。

帮助类型的和需求类型的

一个帮助类型的和一个需求类型的人结为夫妻是非常符合人的理性的。一个享受着给予关注的愉悦，而另一个享受于接受关注。还有比这更合适的婚姻吗？然而在这种情形下，界限依旧是一个关键性问题。如果帮助类型的配偶缺少界限意识，他或她就会过多地干涉需求类型的配偶，这使对方觉得受到侵扰和窒息，于是需求类型的人很可能会表现出无需求的特征。

从另一方面来说，如果需求类型的配偶缺少界限意识，他或者她就会像是一只有个大洞的桶，帮助者永远都不能满足其需求。这样，帮助类型的配偶就得不到他或她应该继续进行下去的反馈。帮助类型的配偶需要明显的证据，证明当他们给以关注时，接受关注的人对此表示感谢。

如果得不到这种反馈，帮助者会逐渐地变得冷漠以适应这种状态。

不管配偶间最初的纽带多么的牢固，如果缺少界限，情爱关系就会出现问题。不过，成熟的关系有许多特性，这些特性能够促进和睦，有助于纠正缺少界限的问题。能够增强个体能力的那些行为、观点和态度，使个体以满足对方需求的方式生活在一起是成熟度的健康标志。

不相容的情感满足因子

主导型的和固执型的

主导型的和固执型的在一起会争夺权力。他们为了控制权而竞争，并且竭力避免在关系中处于被控制地位。主导者想让对方觉得糟糕，以便让他们听从主导者的指令。固执型的人会抵制被控制。他或她，如果被弄得很不愉快，会竭力让对方更难过。毫无疑问，如果两个人都是主导型和固执型的，则竞争会加剧。这种混合类型是主导者的常见类型。

一个固执型的配偶，可能对领导地位并不感兴趣，除非他或她同时还是主导型的，但却是非常独立自主的。如果你给予固执类型的人一种温和的指导，他会服从你的领导。但任何显露出来的强迫其去做什么事情的迹象都会招致抵抗。你应该满足于做出抉择，而不要让你的固执的配偶有被逼迫感。

如果你是一个固执类型的人，你会采用反抗的方式而不是思考。如果你总是不假思索地行动，那么想要解决你的关系问题就会很困难或者根本不可能。你应该关注眼前的问题。如果利害关系不大的话，应该采取合作的策略，缓和你的不服从的立场。问问你自己，你是否真的失去了什么东西，除了虚荣心之外。有的时候，克制住反抗心理是会使人感到愉快的，尤其是考虑到你的配偶预料到你要抵抗。记住，采取出人意料的行为是另外一种反抗方式——不会带来风险的方式。

帮助类型和无需要类型

在婚姻咨询中，我观察到一种常见的冲突，一个帮助类型的人与一个无需要类型的人结婚之后，他们之间总是发生争执。帮助类型的配偶喜欢亲密的关系，在这种亲密关系中，他或她能够帮助，照顾和扶助对方。帮助类型的与需要大量关注和特殊对待的配偶能够相处得很好。但一个无需要类型的人却不会感激想要照顾他或她的配偶。有着强烈关照需求的人会不喜欢无需要类型的人。

无需要类型的人，尤其是当他们同时还是帮助类型的话，对帮助类型的配偶来说那是一个极大的挑战。无需要类型的人会认为帮助类型的伴侣所给予的积极关注令人痛苦，尤其是这种关注过多时。对帮助类型的人来说，其最佳选择是只在无需要类型的配偶提出要求时才给予安慰和帮助。如果不能确定的话，帮助者可以问一下。想办法了解无需要类型人的舒适区域是很重要的。

无需要类型的人很容易感到压抑。为了个人的成长，无需要类型的人应该学会允许他们的配偶偶尔地关照他们。无需要类型的人不容易承认自己的需求。有时，这是因为他们成长的家庭中缺少扶助，或者因为照料是有附加条件的。或者是因为，无需要类型的人可能非常独立，会把需要看做是对其独立性的一种威胁。无需要类型的第三种类型，是因为他们的父母亲曾经过度参与和压制。无需要类型的人害怕纠结的亲密关系。不管过去发生过什么事情，无需要类型的人应该记住，他们的配偶不是他们的父母亲，他们可以期待他们的配偶尊重界限，只要他们建立了界限。

我曾经为这样一对夫妻做过咨询，妻子是帮助类型的，而丈夫是无需要类型的。妻子用了几个月的时间准备丈夫的四十岁生日。在那个生日之后进行的咨询中，她对他没有表示出热情感到难过。那个做丈夫的，想要补救一下，说："亲爱的，我知道你费了很大力气，而且我想让你知道我很感激。但是，你是了解我的。其实一张贺卡就足可以了。"我猜想她真想揍他几下！

合作类型的和顺从类型的

合作类型的人希望避免冲突。如果他们做事不恰当，他们需要别人的影响，甚至是处罚。如果得到一只强有力的手的引导，他们会感到受到保护，感到有了他们需要的能使其感到安全的周密安排。顺从类型的人从来不想要控制别人或者是让别人难受。如果顺从类型的人偶尔地使什么人痛苦烦恼，他们会感到内疚。顺从类型的人很少安排别人或提供指导。

　　合作类型的人喜欢的配偶是能够领导家人并为家庭承担风险的人。如果其配偶是顺从类型的，那这两个人就都不喜欢担任领导角色。如果他们两个都不想做这个规则制定者，那他们可以共同做决定。这样，他们两个就可以获得共识。没有谁会被迫一个人说了算。

　　顺从类型的人不愿意面对问题和坚决维护自己的权利是一种缺陷。他们的成熟成长过程能够部分地减少这种被动性。顺从类型的人总是抑制自己的行为，但他们需要的是维护自己的权利，确定他们想要的东西，然后为之努力。毕竟，他们的伴侣是合作类型的。

需求类型的和冷漠类型的

　　需求类型的人需要和他们有着最亲密关系的人给予他们帮助、照顾和关注。他们欢迎赞美和接纳。冷漠型的不在意自己是否使配偶感到愉快，他们反感被期待着这样做。他们不喜欢自己的配偶要求给予其特殊的对待。如果他们的配偶要求他们花时间关注自己，他们会感到那是沉重的负担。

　　同冷漠类型的配偶在一起，需求类型的人是得不到他或她所希望的关注的。如果需求类型的人强迫冷漠类型的配偶关注自己，那他所得到的可能是回避。需求类型的人最好从其他途径来获得想要的关注。其次，需求类型的人应该让他们的配偶知道，他们最想要的东西是什么，然后后退一步，不去强迫他们。当没有要求他们必须那么做的压力的时候，冷漠类型的人可能会更愿意去做。

　　当冷漠类型的配偶期待得到特别的关注时，冷漠类型的人会觉得受到摆布和利用。冷漠类型的人在犯了错误时也会期待宽恕。对冷漠类型的人来说，非常重要的是，他们应该认识到，需求类型的配偶的行为是合情合理的，他们的行为并不怪异。冷漠类型的人越是乐意用格外关注的方式对待他们的配偶，他们的需求类型的配偶就会越少提出要求。记住，送上一朵鲜花并不是太麻烦的事，但其回报会持续很长时间。

　　大多数与行为方式、需求满足因子和需求阻滞因子有关的不相容问题都是可以解决的。越成熟的夫妻，消除不和睦状态的几率越高。一旦你理解了不相容性的本质，你就能够找到合适的改正的方法。

相容性的基础

鲍关系指数证实了存在两种不同的相容性。第一种相容性依赖于需求和渴望的相似性，显示的是相对的相容性。本章前面提到过的有关介入、谨慎和攻击需求相似性的测试，对已婚夫妻和婚前咨询是有用的，但有时数据会出错。长时间的进一步研究能够让我辨识出那些互补性需求满足因子。对两种不同的相容性所作的评估更准确地描绘了夫妻是如何相互契合的。

乍一看，攻击类型的人，一种行为方式，和主导类型的人，看上去很相像，而且许多在攻击性上得分高的人实际上在主导性上得分也高。不过，有重要意义的是那些例外情况。在攻击性上得分高但在主导性上得分低的人说他们想按照他们自己的方式行事，但不想承担做决定的责任。他们毫不犹豫地把这个任务让给了他们的配偶。然而，有时以另外的方式表现自己的攻击性的竞争类型的人，其测试结果显示出他们在固执、帮助和需求上得分高。三个得分的高低和控制类型有关。

在主导方面得分高、在攻击方面得分低的这些人有着不同的说法。一些人说他们不喜欢冲突，但在家庭决策方面有着很强的责任意识。他们往往在合作上也得分高，在互补的需求满足因子上显示出相反的两种倾向。

相容性的这两种类型，可概括成描述成功关系的两句老话：物以类聚；相异相吸。这两种类型都显示出其符合逻辑的地方，但由于不同的原因。它们并不相互排斥，而且两种类型可以发生在同一人身上。

我希望以我的方式被爱

如果被爱者不喜欢关爱者所采取的方式，那关爱者会感到痛苦。大多数人都知道他们想要别人怎样爱他们。极端渴求爱的人可能会摆脱不能完全满足他们爱的需求的配偶，以便他们比以前获得更多的爱。重要的是要记住，你的配偶以他或她能做到的方式在爱你，而这种方式也许不是你所希望的。

数据表 1 中的数据来自 80 对进行婚前咨询的人。也就是说，他们没有已知的婚姻问题。你可以假设这些相容性问题类似于普通人的夫妻问题。你还可以推断，婚姻很少是完美无缺的，大多数人都会遇到一些需要处理的相容性问题。没有相容性问题的群组占比最低，占 14%。而不相容问题最多的是帮助类型和需求类型的统一体。这一观察与我在指导那些感到婚姻关系紧张的夫妻时所获得的经验相符。

数据表 1　相容性数据

下面是进行婚前咨询的夫妻的不相容度从中等程度到严重程度根据 BRI 每一变量显示出的百分比。这项调查共包括 80 对夫妻。平均地，自称存在不相容性问题的夫妻为 8 种可能变量的 2.5。只有 14% 的夫妻报告说没有不相容性问题。

介入 ·····················	34%
小心谨慎 ···················	37%
攻击性 ·····················	36%
关系紧张因素(两方面都高)* ·······	12%
主导的/合作的 ················	41%
帮助的/需求的 ················	51%

*在关系紧张因素中得分高的那些人是目标导向的，他们更有可能实现他们的目标，尽管他们会与他人产生更多的问题。他们有着强烈的驱动力去完成他们的任务，使他们的要求得到满足，他们总是要证明自己是正确的，并且发现别人的缺点。得高分者不太关心是否和他人发生了问题，更关心的是要实现他们的目标。他们具有很强的竞争性，当他们关注自己的目标时会视野狭窄。得高分者是强有力的领导者，有时过于强大，会与下属发生问题，或者抵制监督。在婚姻中，他们必须居于主导地位，并且认为他们的行事方式是唯一正确的方式。

第三部分　处理情感危机

图表 11　情感危机

责任：承担还是不承担		
	各种丧失，受阻的目标， 意外的事件， 对你诚信或身份的威胁， 受到挑战的信念， 与自己或他人的冲突	
极力减少你自己的责任， 扩大他人的责任的动机 操纵他人或是回避问题， 指责他人并且拉拢那些 赞成你的指责的人		承担责任的动机 解决问题，关注人的情感， 设立边界，修改自己的预期 和信念，做出决定，进行自 我对话，将潜藏着的各种动 机带到意识层面上来

当一个人处在危机中时，会有两种相反的对待责任的方式：一种是极力减少自己的责任并扩大他人的责任；另一种是最大化你的个人责任。换句话说，或者你的动机是指责他人，或者认为"责任止于此"，并把它

当做你的个人责任。承担个人责任是六种动机中最自觉的动机。思考、规划和符合逻辑是责任动机的组成部分。尽力减少你的责任是潜意识的，你对你自己和别人否认这一点。

　　不管你是否成熟、成功或者有智慧，你都可以想见到你会经历生活中的许多危机。当你不知道该如何应对危机时，你可能会采取不负责任的行为方式。如果你学习了一些应对技巧，你就会选择负责任的解决问题的行为了。

极力减少你对问题的责任和扩大他人责任的动机

在这种动机的控制下，你觉得自己像个受害者，如果他人不主动地解决你的问题，你会故意地制造压力，让他们感到不舒服，你会采取消极的方法让他们感到对不起你，或者你会试图逃避那个问题。

第十一章　回避你自己的问题的责任

目标：你学会了承担责任，而不是逃避责任。尤其是，当再发生类似事件时，你会花时间和精力去想应该怎么做，而不是回避问题或者驱使他人来为你解决问题。有了这些新的手段，你在类似的情形中就不会再有受到伤害的感觉了。你会意识到，你已经放弃了受害者的感觉，你已经不再指责他人了。

受害者的生存行为方式

尽量较少你自己的责任的动机，是你的较为原始的习性中的一种，是用来确保你的基本生存的。现今大多数的威胁是指向你的心理自我，而不是针对你的肉体的威胁，所以你以非肉体的方式对你自己加以保护。尽管罕见，但针对肉体的威胁还是存在的，并可能促使你如同你的动物祖先那样去行动。你可以注意观察一下你的狗或周边的狗。当一个新的动物走近街区时，本地的那只狗会去侦察一番。如果这只本地狗认为它能够对付来访者，它就会发起攻击，保卫它的领地。然而，如果不速之客看上去硕大而且来者不善，本地狗可能会畏缩，希望这只比自己大的动物不把自己看做是威胁，继续向前走过去。如果这只大狗挑衅，本地狗会退缩，如果大狗扑过来，本地狗会尽可能快地逃掉。总而言之，对于肉体的威胁你总是会做出类似的或战或逃的反应。

对于一种心理威胁，人类也会做出类似的反应。你可能会做出的反应有，使你的对手感觉不好（攻击），采取消极策略（畏缩），或者是逃避（逃跑）。对付心理威胁的这些原始反应实际上并不能解决问题，相反会产生更多问题。

当面对一个没有解决办法的问题时

当你感觉受到威胁或者是面对一个你还没有找到解决方法的难题时，你会怎么做？你会认为它是一个需要解决的问题，然后采取必要的步骤。当然，你也许会采取不负责任的态度。当你进入到后面这种行为模式中时，你会觉得自己是个受害者。你会极力扩大他人为你解决问题的责任，同时尽可能地减少你自己的责任，因为你不知道该做什么。不管发生的是什么事，你都会认为自己是个受害者。只要出了错儿，而你又没有一个有效的、能够解决它的办法来应对它，你就成了受害者。

作为一个受害者，你有三种可选项。前两种可选项是操控他人的情感使其帮你解决问题。当你放弃自己来改变局面的做法时，你会用让人感觉到不安的手段来迫使他人为你解决问题。这种带有攻击性的方法包括批评、指责、侮辱、威胁、令人难堪或害怕。其信念是，如果你能够让人足够强烈地感觉到不安，他或她就会去改变些什么，从而使你的问题得到解决。为防止这种不希望的行为再次发生，你可能会想惩罚那个作恶者。

操纵情感的第二种手段是使别人感觉到有责任帮助你，或者，至少，感觉到对不起你。这种手段涉及两种行为：你表达你的悲伤，你的不安、痛苦、恐惧、焦虑、无助、困惑或者是牢骚；并且你是向那些关心你的人显示你的情感。

有时，你没能成功地使他人让你获得轻松和缓解。剩下的唯一办法就是逃避情感上的痛苦。你可以逃跑、否认、忙忙碌碌、给自己找借口、幻想、退缩或者是不在乎。你的否认，部分地与解决问题的责任感有关。你指责他人为的是让他们感到对问题的发生负有责任；你指责他们在解决你的问题上不够用心；你指责他们回避责任让你独自去解决问题。

图表 12 概括了你扮演受害者时的各种可选项。某件事情错了——你受到了不公正的对待，被忽视，被侮辱，或者是受到某种程度的伤害——而你不知道该如果处理它。这时请求帮助看来是很自然的。然而，你可能害怕仅只是简单的请求可能会遭到拒绝，所以你首先想要操纵他人的情感强迫对方给以帮助。如果不能得到帮助，你会指望逃避感

情。由于这些行为方式会阻碍问题得到解决，所以明智的方法是当这些行为出现时，你自己能够辨别出它们，并停止这些行为，使你能够回过头来继续寻找解决问题的方法。

几种受害者行为方式

图表 12

你无法应对你的问题，所以你操控他人的感情，以便使其按照你的方式做事，或者你想法子逃避		
攻击方式的	被动消极方式	逃避方式
指责	感到受到伤害	退缩
批评	不安	八卦
侮辱	害怕	否认
恐吓	困惑	幻想
证明……错误	忧虑	找借口
威胁	内疚	阻挡情感
恐吓	责怪自己	分散注意
嘲笑	感到自卑	忙忙碌碌
讽刺挖苦	哀诉	极力缩小问题
使人难堪	无助	

受害者体验[1]

20 世纪 80 年代初期，我对成年人的成熟特征进行了研究。我发现，与成熟的人相比较而言，不成熟的人更经常地采取抵御性行为。有时候，当我观察到一个人的这种行为时，我会问："你为什么这样做?"通常的回答是："我还能怎样? 我觉得很无助。"有时候，这个人关注的是不公平。"如果你受到不公平对待，你会怎样?"有时，他们会使用"受害者"这个词，有时并没有说出来，但暗含在话语中。

当发生了问题，而你又感觉失去了控制时，受害者反应就会出现。

受害者角色包括一些不恰当的行为，但这些行为会使你感觉好一些或者带来暂时的轻松。你选择这些不成熟的行为是因为没有实际有效的可供选择的方法。以身体受到威胁为例，我们假设：一个拿着刀的抢劫犯拦住了一个在外散步的妇女。如果这个妇女不能逃脱或者是抵抗这个凶犯，她就成了这个危险局面的受害者。这样一来，她的精神可能会受到创伤，变得情绪异常，并且事后出现功能障碍。但是，如果她懂得自我防卫，她可能会有效地进行抵抗。那么这个凶犯可能就变成牺牲者了。

相对而言，实际上，你很少有肉体上受伤害的体验。大多数属于心理上的。威胁并不指向你的生命，而是你的个人现实，并且，严格来说，是影响你的自我形象，你的各种愿望或者信念。在你认为你受到伤害的过程中，你的关于公平公正的观念起着很大的作用。如果你相信你在某种境况中是受到了不公正的对待，你就会感觉自己是个受害者。也许是因为你感觉到你没有能力去阻止丢面子的事情发生。当你在心理上成了一个受害者的时候，可以想见，你会做出与"或战或逃"相类似的反应。

如同肉体一样，这种心理状态必然会导致这个受害者没有解决问题的有效方法。对受害者来说，也许那是一个全新的体验，或者也许是问题太多，你觉得你无法同时应对一个以上的问题。这种受害者行为方式，即便他们觉得这种行为是对的——就像他们通常感觉到的——通常却总是引起更多的问题而不是解决问题。他们往往会冲动，行为倒退和不深思熟虑。如果你把自己看作是一个受害者，你的情感通常会取代你的清晰思考的能力。

你通常知道你在什么情况下是一个心理上受到伤害的人。情感是由发生的事件触发的。当你面临太多的可选择行为方式时，你会依照"自动导航装置"。在一个特定的情境中，你也许会去证明自己，究竟是真的受害者呢，或仅仅是个爱发牢骚的人。比如说，你的朋友没有邀请你去参加一个派对，你也许会因此而难过。别的人也许会认为："这不是什么大事。即使你的朋友是在生你的气，你也不是一个受害者。如果你表现得像是个受害者，你就会毁掉这份友情！"这个例子说明，你的体验是如何产生的。在相同的情境中，并不是每一个人都会认为他们自己是受害者的。

正如你已经看到的，当有什么不好的事情发生而你又没有有效的办法去处理它时，你就变成了受害者。那么你现在该做什么？一种表面上看起来合乎情理的可能的办法是求助于其他什么人，或是为了解决问题或是为了获得安慰。即你可能希望别人来救援。在这种情境中，你不大可能是冷静清醒的，你可能会非常渴望别人的救援。你希望确保他人不会拒绝你，所以你可能会变成一个操控者。

常见的受害者操控行为主要有两种类型：攻击型的和被动消极型的。攻击型操控者相信，他们知道该如何促使别人去做他们想要人做的，或者认为，他们能够通过影响别人的情感来获得公平。这些操控者相信，为了达到他们的目的或是得到公平，他们必须使别人感觉很糟糕，如果那样不管用，解决的办法可能是让他们自己觉得更糟。攻击者会认为使别人不自在比解决问题更重要。

如果你的配偶伤害了你的感情，你可能会很生气。你在表达这种愤怒时可以有健康的和不健康的两种方式。健康的方式应该是努力地去解决问题，坚决维护你的权利和情感。不健康的方式可能是一种充满敌意的回应或者报复。你可能会抨击、批评、或侮辱你的配偶，要不然就诋毁任何能够解决问题的办法。如果你觉得自己是个受害者，你会认为使他或她感觉很糟糕比解决问题更重要。你的公平意识起着重要作用。即使你的配偶向你道歉，你也可能并不在意。你会对你自己说："他（或她）并没有感受到我那样的痛苦。"

我经常听到这样的话："你不是在描述一个受害者，而是在说一个伤害别人的人。"多数情形下，受害者会伤害他人，使他人转而成为受害者。扮演反面角色的演员通常在导演的鼓励下在痛苦中去发现他们的动机。他们的角色中的卑劣心灵来自他们的痛苦。

在比较消极的操控模式中，在一个你感到不适应的环境中，你会表现出困惑和犹豫不决，希望有什么人来替你思考。如果没有人来为你效劳，你会向人显示出受伤的模样，向他们述说你的倒霉，以获得一些安慰和帮助，而不是自己去努力解决问题。你感到痛苦，不安，或者忧虑，你希望有人会来帮你。

如果消极性的或攻击性的策略都没有奏效，你还可能采取全然漠视问题的行为方式。逃避的行为方式包括退缩、否认、幻想、忙忙碌碌、推诿以及阻挡情感。

当你认为你是一个受害者时

要认识和控制你的成熟度水平，关键是受害者行为。有一个简洁的手段可以用来控制受害者行为——停止指责。记住，由动机驱动的受害者行为表现为极力降低你的责任，尽量扩大他人的责任，而这个动机的本质特征就是指责。

正如上面所说，在什么样的情况下你认为自己成了受害者是由你自己判定的。一旦你做出这样的判定之后，你的行为就是自动的了——或者咄咄逼人，或者被动消极，或者逃避现实。多数情况下，这些行为都对你不利。在导致你产生受害者体验的那个环境中，你的这些行为是你不够成熟的标志。这些行为阻碍了你有效地解决问题的任何可能性。为要减少你把自己丢进受害者心理状态发生的次数，你应该提高你的成熟度。只有那样，你才能够更有效地解决你生活中的问题。

下面是一些人把自己弄成受害者的案例，以及他们必须怎样做才能改变那种知觉的建议。

"每当我的男朋友盯着一个漂亮女人看的时候我就受不了。"

艾伦是一个漂亮女孩儿，但她的自信心很低，并且不能实际地评判她自己的价值。她低估自己的魅力，而且再多的安慰保证对她都于事无补，这种状态已经很久了。她还不到 30 岁，她的忧虑快要毁掉她和她第三个未婚夫的关系了。

她这样描述她的情形："我看上去像是一头穿着游泳衣的母牛。我的男朋友肯定会拿我跟漂亮女人比。能够让我安心的唯一办法是他不去看那些漂亮女人。我没办法让那些女人远离他，但是如果他看人家我惩罚他，他也许会不看。我了解他的性冲动，如果他觉得她们更迷人，他会想要和她们上床。迟早，机会总是会有的，他会更喜欢她们而不是我，我会失去他。"

每次去参加聚会，她总是先要打量别的女人，然后将自己与每一个人比较。如果她认定谁更漂亮或打扮的更好看，那余下的时间对她来说就是痛苦的了。她在这个问题上的思维逻辑必定导致苦恼。

当他们一起出去时，她一点儿都感觉不到轻松，即使他当着她的面不去看别的女人。她脑子里总是在想，她不在跟前的时候，他被别的女人吸引住了。她的心里总是在进行一场没完没了的选美比赛，而且不管她多美，她最终总是判定另外那个女人更好看。

艾伦的问题不仅在于她自我评价低，而且她认为她的价值依赖于她的外在容貌。她正值二十几岁，就判定自己是个失败者。如果她不改变对自己的价值判断方式，随着年龄的增长，她的麻烦只会倍增。她必须学会以她能够控制的个人气质为基础来评判她的价值，而且不要拿自己和别人相比较。这种比较是一种错误的虚幻的自我价值观念。人的品质，如诚实、正直、富于同情心、坦诚和有德，是你能够控制的，而且是没有任何人能够从你那里夺走它们的。

"我的妻子和她的朋友在一起的时候比跟我在一起时更高兴。"

马特的婚姻很美满。他和他的妻子看起来相互爱恋和尊重。不过，他希望他们的所有空闲时间都在一起。他爱说话，但很少倾听。他回家吃午饭，然后讲他整个上午的事情。上床前，洗澡时，他希望她呆在浴室里听他讲他的一整天。他喜欢开车远游，因为这时他有一个不得不听的听众。

莉莲，马特的妻子，需要一些时间来享受独处的快乐。她还需要不是和马特厮守在一起的时刻，她盼望任何这样的机会。她开始和她的朋友们去享受姑娘们的快乐夜晚，还和高中时的老朋友去海滩度过四天的假日。马特觉得受到冷落和慢待，觉得被抛在一边，自己的位置被莉莲认为更有趣的人取而代之。

马特是一个独生子。他是他的父母和祖父母们关注的中心。如果马特想摆脱受伤害的感觉，他有许多问题需要解决。首先，他必须认识到，他和他的妻子之间可以是有差异的，谁都没有过错。在两个人的关系上，如果过于亲密，莉莲会感到窒息；过于疏离，马特会有被抛弃的感觉。其次，马特必须面对现实，在他的家庭中，他是全家关注的中心，但他没有权利要其他所有人都用同样的方式对待他。马特要解决的第三个问题是他怎样建立起自信心，不再依赖于固定不变的关注。

"在晋升时我被忽略了，我认为这是对个人的否决。"

迈克是一家大公司的高层管理人员，他很满意他的工作。他常常因为他的出色工作而受到 CEO 的夸奖，他的下属也经常恭维他。他有明确的目标。尽管他满意他的工作，但他渴望新的机会。他，还有另外 7 名管理人员，获得晋升提名，这会增加薪水和许多额外津贴。迈克和他的朋友尤金在提名中名列前茅。最终，尤金得到晋升，这使迈克极为震惊悲伤。他觉得自己没有得到赏识，因此考虑着是否辞职。一年以后，他仍旧对公司和他的新老板——尤金耿耿于怀。他窃喜有关尤金的任何负面评论或是流言，而其中有些是他制造出来的。

迈克有权感到失望，因为他丧失了对未来的期望。然而，健康生活包括通过处理痛苦来学会接受你的丧失和失望。

虚荣心

因为虚荣心，你经常会被你无法控制的事件搞得你觉得受到了伤害。你对不利于你的形象的评价过于敏感。骄傲自豪是有关自我价值的一种假象，而假想是很容易被揭穿的。自傲的人必须时刻保持防御状态以阻止人们发现他们真正的自我。想办法证明你比你的同龄人更出色是一种最常用的保卫自豪感的方法。你可能想要更多的钱，更大的房子，更好的办公室和更快的车子。你认为你肯定是更出色的，因为你拥有的更多。

骄傲使你生活在与文化有关的不现实的期待中。你不可能是完美的，但你有时能够不让人家知道你不是完美的。尽管每一个人都有些缺点，但把它们隐藏起来却是可能的。自傲总是不现实的。你也许有理由为你的成就而高兴，但当你认为你本质上就是比那些成就不高的人更优秀的时候，你就是妄自尊大了。当你认为你有资格对那些你认为不如你的人表示不尊敬的时候，问题就严重了。

谦逊是感觉着你不比你的同辈更好或更坏。谦逊可以使你极大地减少虚荣和不必要的冲突。当你被什么人的行为弄得心烦意乱时，你可以问你自己："究竟是他们的行为是破坏性的，应该避开，还是我的虚荣心受了伤?"虚荣是一种对价值的错觉。

概要

　　这一章讲述的是一种动机，这种动机驱使你把你不知道该如何处理的问题的责任推到他人身上。本章的目的是要你停止扮演受害者，即便你觉得你受到了伤害，你应该开始寻找解决你的问题的办法。每一个人都会偶尔地觉得自己是个受害者并扮演受害者角色。你可能会发现这些行为是有回报的。要你立即放弃所有这类行为是不现实的。但如果你在未来有一次或几次成功阻止受害者行为的出现，你将会得到长远利益。

第十二章　停止指责来控制受害者体验

目标：你将会认识到，错误是教训，只要你还没有从错误中汲取教训，你就会一直重复错误。你不会因为你没能汲取教训而再去指责他人或客观环境。

控制指责动机是控制受害者行为的一个简便方法。指责是受害者行为的老祖宗。只要你不停止指责他人或你自己，你就没办法设法解决问题。指责是使问题得到解决的对立面，哪怕指责的内容是情有可原的。指责是受害者感受的实质，这种感受是不成熟社会行为的基础。当你觉得自己是受害者时，你将解决自己问题的责任推给别人，或者你试图逃避。

积极解决问题而不再去指责

通常，你是能够面对曾经导致你指责他人的相同的客观环境的，你可以重新思考一下那个问题，以便能够让你找到解决它的行动方案。你可以用许多不同的方式来定义问题。一些定义能够自然而然地得出解决问题的办法，而另外一些定义可能会阻碍你。下面的病人案例摘录就是将指责转变为成功解决问题的一些例子。

比尔和桑迪

指责："我当然很生她的气。她和约翰在派对上调情！"

重新定义问题："我的问题是要学会处理我的妒忌和暴怒脾气。"

比尔和桑迪走进我的办公室时表现出明显的不安。自上个星期六参加完桑迪公司的聚会，比尔就大发雷霆，并且对桑迪动粗。以前他从来没有这样过。两个人都被这件事吓住了。

桑迪性格外向而健谈。在公司派对上，比尔看着她在人群中走动，挨个儿地和他人交谈。比尔自己在吧台前喝着一大罐儿玛格丽塔酒，一声不响。他看见约翰，以前的同事，走到桑迪背后，拍了拍她的肩。她转过身来，拥抱了他。约翰已经搬到另外一个城市去了，但依旧为这家公司工作。桑迪停下来，不再在人群中穿梭，同约翰交谈了五分钟。

在回家的路上，桑迪讲着在聚会上听到的闲话。比尔一言不发。等他开口时，他怒气冲天地说："你和约翰调情，我很不高兴！"

"我没有调情。我只是表示友好。我在和他聊这一年他的生活。他跟我说他的妻子和孩子们有多喜欢他们的新家。"

路上他们一直在争论。一到家，他们的争吵升级了。到最后，比尔揪住了桑迪的头发猛地一拽，拽掉了一些头发。两个人都很遗憾，并且后悔把事情弄到如此地步。

在我的办公室里，听完他们的讲述，我问："你们两个希望从今天咱们这段时间里获得些什么？"

桑迪希望他们的婚姻恢复正常，但比尔希望的更明确具体些。他不再考虑他的攻击性行为和指责桑迪。他说："如果要保住婚姻关系，桑迪必须停止调情。"

"你打算怎样让她停止呢？"我问。

"我打算？我没办法让她做任何事情。她必须自己保证要停止。"

"你说的可能是对的，她应该承诺改变自己来解决婚姻问题。然而这样一来，这就会让你处于消极状态，你什么作用都没有。我知道，你心里很明白，你讨厌扮演被动角色。"我对他说。

比尔问："我能做什么？问题在她。"

"你们两个都和问题有关系。毫无疑问，你可以想出些你能够办到的有利于解决冲突的办法来。"

"桑迪坚持说她没有调情。但我认为她就是在调情。如果她是对的，那就是我的问题了，我吃醋了。即便她真的是在调情，那我也没必要揪她的头发，但她实在激怒了我。"

"你这样说很好！如果你能去掉后面'激怒'这句话，那在这个问题上你应该承担责任的部分是什么呢？"我问他。

"嗯，"他停顿了一下，"我应该解决我的妒忌和暴怒脾气。"

打架的孩子们

指责："就是因为孩子们在后座上打架，让我撞坏了车。你应该让他们安静。"

重新界定问题："我应该做我最紧要的事情，在开车的时候应该注意道路情况。"

路易斯和他的家人都在车上，孩子们在后座上开始打闹。"你能不能让男孩们安静?"他问他的妻子。

"路易斯，他们只是在玩儿。"她说。

"该死的! 那我来管教一下。"他一边说，一边转过身来去揍孩子们。这时他前面的车子突然刹车，结果他追尾了。

路易斯在回家的路上一直在想所发生的事情。"大家都默不作声。我在想，'我应该明白我最紧要的事情是什么。如果我在开车，我应该注意道路情况，不要被我妻子教养孩子的方式分散注意力'。"

外遇

指责："我有理由有外遇，因为你从来没有向我表示过爱意。你只想满足你自己。我非常愤怒的是你让我面对被诱惑的风险。"

重新界定问题："我需要把我婚姻中的性关系作为我要努力解决的问题。在这之后，如果我丈夫拒绝合作，我将重新界定我要解决的问题，以不再给我增加更多问题的方式来重新界定问题。"

"今天我想讨论的是性关系"，詹妮弗说："首先要说的是，我对你不够坦诚。我有外遇已经好几个月了。我现在告诉你是因为被我丈夫发现了。我不是直面后果，反而指责了他。我知道这样做是错误的，但不管怎么说我是这样做了。我把他弄得十分痛苦，他想要和我离婚。但我不想离。我希望和好。我该怎么做?"

"你是希望你们的关系回到你丈夫发现之前那样吗?"我问她。

"事实上不是。我们还是存在性生活方面的问题。我从来没有真正对他讲过我的需要，但我想，如果他爱我，他应该知道。我只能是越来越生气。"

"几周之前我们讨论过，如何通过重新思考将指责转变为解决问题。

想一想怎样才能使你的性需要得到满足，使你的婚姻和好。把这两个问题作为考虑重点，你认为怎样才能使问题得到解决呢？"

"我需要把我婚姻中的性关系作为我要努力解决的问题。在这之后，如果我丈夫拒绝合作，我将重新界定我要解决的问题，以不再给我增加更多问题的方式来重新界定问题。"

要挟

指责："我不会和你做爱，因为每当我们意见不一致时，你就站在你母亲一边。我受够了。"

重新界定问题："我需要解决婚姻中的冲突，而不是以性行为来要挟。"

莫妮卡是一个好情绪激动的、争强好胜的成功的律师。"我的性生活很糟糕，都是因为我丈夫的错儿。"她这样开始我们的面谈。"他说他的妈妈个性强，我说她是个难缠的老妖婆。不管我表达什么看法，她都要抨击我——不仅仅是抨击我的观点，而且是攻击我这个人。单只她一个人我能应对。我能很好地克制我自己。但爱德华无论什么时候都支持她。我非常恼火。他总是和她站在一边，怎么还能想着让我和他亲热？只要他不站在我这一边，或者至少是闭嘴，就不会有性生活。"

"作为一个律师，你会同意用要挟的手段来获取你想要的结果吗？"

"你说的要挟是什么意思？我不懂。"

"听上去，我觉得你是在对爱德华说，如果他不站在你这一边，你就剥夺他的性生活。"

"我明白你的意思了。但我已经这样威胁他了，我怎样才能不丢面子地撤销我的话？"

"你可以和爱德华谈谈你的失望，但不提性生活。"

"我们的确存在和性生活无关的婚姻问题，我赞成在交谈的时候不提性生活。"

你为什么指责

你指责别人是因为这个行为能够让你暂时得到宽慰，它能够让你逃避改变你自己的艰难过程，反过来要求你的对手必须改变。在对冲突进行咨询时，我经常听到这样的话："为什么是我?""这不公平!""为什么非得要我改变这一切?"类似的发问会使你感到轻松，因为你把改变的义务推给了对方。但这个办法是行不通的，而且你因此便失去了解决问题的能力。

总的来说，指责是受害体验的本质，它不能使你解决你的问题。任何指责都可以被重新定义成一个能够找到解决办法的问题。

自己承担责任的动机

当面对冲突时，积极承担责任可以增强你解决问题的能力，还可能弥合受损的人际关系。你负责任地行动起来，思考你的问题，给你自己提出建议，慰藉你的伤痛，激励你自己去战胜逆境，允许你自己更符合人性，限制你的风险行为。可能在儿童时期，通过自我批评和用刻薄的话语告诫自己，你学会了抑制自己不能被接受的行为。当你的自我对峙导致你感觉受到不公平的对待，被忽略或者被漠视时，你发现它是伤害人的，你可能会采取受害者行为。通过培养承担责任的角色，伤害人的自我批评会受到阻止，你会用爱自己的方式面对自己。负责任的自我对话者是对所发生事件的解释者。

第十三章　为你自己负责

目标：你会认识到，指责具有极强的吸引力，当你要屈服于指责的诱惑时，你会努力阻止自己。你会用承担个人责任的方式来取代指责，以便增加属于你的经验。

对待责任的态度

我经常问病人，"如果你去掉了(成熟的某一特定特征)，你仍旧是成熟的吗?"大多数人会选出三到五个成熟的必备特征。在这些特征中，责任感始终包括在内。我们很难想象没有责任感的成熟。有趣的是，最不成熟的人都厌烦"责任"这个词。他们说它剥夺自由，窒息创造力，使人死板而且缺少幽默感。

责任动机不是什么难以理解的神秘东西。它是你的思想的表达，它给你忠告，当你受到伤害时给你安慰，当你沮丧时给你鼓励，当你犯了错误时给你批评。

照料自己的动机

因为责任感，你有了照料自己并且解决问题的动机。当你和他人发生分歧时，主动承担责任使你有能力去解决人间关系问题，并且可能修复受损的关系。你反复思考那个问题，给自己一些建议，抚慰自己的伤痛，激励自己去战胜困难，让自己更符合人性，控制你的可能带来风险的行为。除了这种有益的自我对话，你还可以与他人进行交流沟通，以便把事情搞定，并获得使问题得到解决的有关信息。在这种角色中，你注意力集中，目标明确——你是有责任感的。当你的思想或行为对你信念中的负责任的呼声做出反应时，负责任的行为体现为内心对话。

在你小的时候，你可能就习得了用自我批评的方式和伤害性的话语责怪自己来抑制你的不被允许的行为。当这种自我对峙导致你自我感觉很糟时，你可能会觉得自己是一个受害者，并且表现出受害者行动。在指导人们做一个有责任感的角色的过程中，应阻止伤害性的自我批评，培养人们用爱自己的方式面对自己。

负责任的自我对话者是一个对正在发生的事件进行诠释的人。这些诠释会对你的情绪产生很大的影响。通过自我对话，你增加你自己的生活经验。自我对话十分重要，它有助于你控制其他动机使你在大多数时间里坚持自我，或者当你遇到难题时能够解决它们。

在责任动机下，你希望增加你解释和解决问题的能力，这些问题妨碍着你的人际关系。你承担责任，建立目标，做出选择，解决问题，你对自己做出的决定负责，你是现实的，你做出承诺并信守承诺，而不仅仅是做出"我试试"的姿态。

解决问题的关键是准确地阐明问题。你可以有许多不同的方式来阐释同一个问题。某些阐释可以让我们找到解决问题的方法，但也有些阐释会阻止问题的解决。一种简单的考虑问题的方法是，用希望得到的结果来界定问题。"我的问题是，我需要让我的妻子意识到我关心我的家庭，我不想要她抱怨我总是在工作"。接下来，考虑一下能促成这个结果的必要的步骤："我可以设法重新布置一下厨房，就像她几个月来一直要求我做的那样。然后告诉她，正是因为我用很多时间去工作所以才会有一个新厨房"。

但如果她不欢迎这个表示，反而抱怨说："我更宁愿你待在家里而不是给我一个新厨房"的话该怎么办？在这种情形下，想要问题得到解决的人需要重新思考形势。他可以重新定义他的问题为"寻找一种方法以便可以有更多的时间待在家里"或者"尽管我的妻子不赞赏我的工作和它带来的收入，但我还是享受着我的婚姻生活。"当旧办法不再有效时，提出新的可能性，要想解决问题总是需要创新性的。

在责任动机下，你能学会改掉问题行为的技巧。不过，间或，所有的人都会发现自己正在采取受害者行为，或是表现出绝望动机——这是最具破坏性的行为和动机。你会以自我为中心，只想着要使自己满意，或者被有关你自己的信念限制住。这些问题可能是由另外五种动机引起的。经过训练，你能够学会把你的想法转变成责任动机。这样，你便能够将你从更进一步的病理性动机中剥离出来。

有责任感本身包含有一种勇敢面对你自己的义务，尤其是当你的行为是没有效果的时候。比如说，当你像一个受害者那样行动时，你感觉你的行为好像是对的，但通常那会产生负面的结果。过了一段时间，你就会明白，将责任推给别人可能会让你感到轻松，但其结果可能并不那么好。

自我对话[1]

在我作为心理医生接受训练的过程中，我认识到了现实的自我对话的价值。作为一个指导者，我目睹了患者如何被不健康的自我对话弄得抑郁、沮丧和迷惑。通俗心理学，如《积极思考就是力量》（译者注：原名《The power of positive thinking》已有中文版，作者：【美】诺曼·文森特·皮尔，江西人民出版社）这本书，一直影响着人们积极地与他们自己对话。在我职业生涯的早期，我训练人们对他们自己讲一些有帮助的事情。有时，这种独白，而非与他人对话的自我对话，似乎有效，虽然并不总是有效。但是我的导师们从来没有教导我去寻找更好的办法。

一次，在我就要结束一个新的患者的来访时，他打断了我的话，说："医生，我希望你不用那种正面思考的没用的办法。"我原本正打算用自我对话的方法，他的话让我感到很不自在。我问他，在他看来，积极思考意味着的是什么。"嗯，我去找过别的咨询师，他要我说出所有我的积极的东西，他称它们为肯定。他让我读了一些有关的书，但我可以预先告诉你，这些对我没有一点用"。

我要他告诉我，按照那些信息他是怎么做的。"那我就告诉你我最近是怎么做的。我从一本书上知道的，并且非常认真地做了。每天早晨，我对着浴室里的镜子，告诉我自己我很棒。但是正像我刚才说的，这好像并没有改变什么。"

就在那一刻，我好像有点明白了。我不知道为什么我以前一直没有认真思考过这个问题。我问他，当他对自己说他很棒之后，他自己怎么想。

他说："扯淡！"

我于是把使用自我对话作为疗法之一的其他一些人的情况联系在一起，我发现，其他一些人也有这种排斥他们对自己说的话的情况。我还注意到，那些排斥自我对话的人都没有从治疗中得到帮助。

实验证据显示，精神治疗，当它牵涉到认知训练时，如做自我对话，会引起脑功能区的变化。2002 年在密西西比州杰克逊市的一次研讨会上，伯纳德·贝特曼博士(Dr. Bernard Beitman)显示了一项研究成果，表明脑额叶发生了改变。脑部的这个区域影响你的心理上的和行为上的功能，包括抑制强烈愿望的能力，包括为了长期利益而推延当前快乐的能力，赋予各种事件以意义的情感体验，以及集中你的注意力、专心思考的能力。

对话训练

在练习自我对话时，你使用面对面的两把椅子。一把椅子代表控制着你的情感和习惯的惯常行为，另外一把椅子代表照顾你自己的责任动机——那是正向你提出建议的你的心声。坐在情感椅子上，在心里想象出正坐在你对面的那把尽责椅子上的你自己的形象。你看上去是个什么样子的人？你对那把椅子上的那个形象有什么感觉？你可能会感觉到可信任、气愤或害怕的感觉。

向你的负责任的自我要求你需要的东西，并且明确地说出你正体验着的你认为是没有帮助的、你希望它停止的那些事情，如批评。向你的负责任的自我做出承诺，你愿意去做它确定了的任何事情，与之形成团体，使你得到最大利益。

然后，你移到另外一把椅子上，回过头来观察一下你的情感和习惯自我，在你的心中创造出一个形象。看看年龄、面部表情和你自己的情感。你尊重那个情感自我吗？你的尽责自我是通过你的情感自我对你的需要和抱怨做出反应的。向你的情感自我做个承诺，你将增加你的看护技巧，并且像对待伙伴一样尊敬地对待你的情感。下面是一个对话训练的例子。

海伦非常忧郁。最初，她抗拒做自我对话训练。她认为除了药物之外，其他任何办法都没有帮助。不过，由于她害怕让任何人失望，所有她同意做和我要求她做的事情。我拉过一把折叠椅放在她的面前，对她说，"海伦，我将象征性地将你分成两部分。你坐着的这把椅子象征着你本身的那个你。这个容易，你没有问题。不管你做什么，它都是那个你自己。这把椅子里的你是情感和惯常行为组合成的你，在大多数时间里总是自动地运行着。而你面前的这把椅子是你人格中尽责的那一部分。它存在的唯一理由是照顾你的情感和惯常行为。它就是你听到的在你的头脑中给你建议的那个声音。你的尽责自我既可能安慰你也可能批评你，但即使是批评也是要帮助你。我知道，你认为如果你对自己足够严厉，你下次会力争做到更好。但适得其反，其结果可能是你陷入忧郁，把事情弄得很糟糕。"

"我现在辅导和训练你的负责任的自我。我想要你在自己的眼前创造出你的负责任的自我的一个形象。她是你的一部分，但看上去可能稍微有些不同。她的年龄可能不同，她的面部表情，衣着和躯体姿势可能会有所不同。你把你所看到的描述出来。"

"我看到一个年龄比我大些的女人。她显得很严厉。她穿着一件领口扣得很紧的女式衬衫。"

"你需要她做什么吗？她如何来照料你呢？"

"首先，我不希望她批评我，我不希望她给我忠告。我要她爱我，但也许太晚了。我从来没有让她满意过。"

"你信任她来看护你吗？"

"嗯，算是吧。我的意思是说，我想她不会抛弃我。她会照顾我的基本需要，指的是身体上的。我不相信她会看护好我情感上的需要。在她旁边我感觉不到安全。"

"听上去她像是你描述的你的母亲。你的父母，一个人或者是两个人，通常，是你的负责任的自我的起源。你通常在这个基础之上添加你的经验。如果你依旧无法摆脱这一早期形象，你看护你自己的能力就依旧是初级的。"

"现在坐到这把负责任的椅子上来。看着对面的那个情感自我，在心中形成一个有关她的影像。你看到了什么？"

"她很年轻，十几岁。她的头发是绿色的。"她笑着说："一般情况下她没有胆量这么做，但她好像为此而得意。"

"她希望你给她爱，但她认为这也许太晚了。你能对她说你爱她吗?"

"心里冒出来的想法是，我应该向她道歉。我感到很难过，因为没给你足够的爱。"

"你尊重你的情感自我吗?"

"一点都不。她把事情搞得太糟糕了。"

"她肯定做过正确的事情。称赞一下你的情感自我吧。记住，她是你这个生命的行为部分，因为是情感引起行为，而且经过一段时间之后，持续的行动就变成习惯了。"

"当然，她有许多事情做得挺好。她很努力。她是一个心里充满爱的母亲，虽然从来没有人告诉过她应该怎样做妈妈。这只是源自她的本能。她不是一个太好的妻子。"

我打断她说："我不想要你对你的情感自我做一个完整的评价。你只需告诉她你赞赏她的地方。"

"情感自我，你做事非常有条理。你让家里总是保持着整洁。一旦你信任什么人，你就是一个很好的朋友。"

"很好。这些都是正面的，这将增加你的自我评价。我希望你用无条件地爱你自己来加强这个好评。我知道你还没感觉到它，但做这样的练习是会有帮助的。"

无条件的爱是非常罕见的。有时你可以在父母与他们的子女或祖父母与孙儿女间看到这种爱。你可以给你自己这种爱，这让许多人感到吃惊。在你的婚姻关系中没有这种爱，尽管你也许会体验到十分类似的东西。有的时候，一个配偶会说："这太过分了，我要离开!"但给予无条件的爱的父母不会抛弃他们的孩子，即使他们的表现十分糟糕。

"对你的情感自我说:'我爱你，我永远和你在一起，不管发生什么事情。'"

她犹豫着:"我做不到，老实说。"

"我了解这一点，但这是训练，作为接受训练的人，我希望你练习一下。如果我是你的网球教练，我要求你做一个反手击球，你告诉我说你做不了，我会鼓励你无论如何尝试一下。如果打不过网去那也没什么。但如果你不去学着打反手击球，那你永远不会是一个好的网球手。同样，如果你不爱你自己，你的性格就会有缺陷。你被迫地依赖虚荣心。"

"好吧，"她说："我爱你，我会一直爱你和支持你，无论你做什么。"

"坐回到你的情感椅子上来，然后回答她。记住，无论你说什么都是可以的。"

"我不信任你。你做不到爱！"

"我想要教会你如何用有益的方式与你自己沟通。在你的情感自我准备好之前，你的负责任的自我不要强迫它接受一种观念。我想要你这样回答，'我喜欢你的坦诚。你本可以做出让我高兴的回答，但你没有。你很坦诚。'"

"我总是坦诚的——嗯，大多数时候。"

"你的两个自我现在合作了。这是一个很好的暂停点。你做得很好。"

这段对话显示出几个治疗目标。海伦必须要能够尊重她的情感自我并信任她的负责任的自我。为要达到这个目标，她必须处理她过去的行为造成的丧失所带来的痛苦，并且努力地原谅她自己。她的负责任的自我必须始终如一，并且学习一些技巧来帮助她自己。

人们通过自己对自己所说的话而产生更多的经验。这个活动比发生在自己身上的事情更加重要。对许多人来说，这听上去好像很夸张。然而，下面的想象可以使你更好地理解这一点。你可以想象，在一个房间里有一些人，所有的人都同样面对着这样一件事情。这个办公楼里有一个人走过走廊，猛地推开门，叫着说："你们太吵了！小点声儿。"

这个房间里的其中的一个人听到的是他的负责任的自我在说："你不能让乔治进到你的办公室里来训斥大家。你应该和他谈一谈。"这个人感觉到的是愤怒。这个房间里的另外一个人想："我不了解这个人。他也许会带着一支枪回来。"她感觉到的是恐惧。第三个人想："那家伙没弄出这些事儿来之前，挺没意思的。"他认为这事儿很滑稽，他想笑。虽然经历的是同一件事，但这个房间里的每一个人可能会产生不一样的体验。

自我对话练习

第一天

注意你的内心对话，包括你自己说的和你的回答。有时，用５分钟时间有意识地注意阻滞物，以及任何时候突然出现在心中的一个事件的发展过程是有帮助的。你能发现区分对话的两种角色的许多方法。选一种你更强烈认同的动机之一——负责任的或者是情感的，然后想象一下另外一种动机中的自我正坐在你的对面或者是站在你旁边，倾听一下这场对话。

第二天

像对他人讲话一样地与你自己交谈，集中注意力进行积极的或者是充满爱意的自我对话并且注意回应。对你的另一个自我说："对我而言你是十分宝贵的。"你是想要给以热情的回应呢还是感觉到更大的焦虑？你想要拒绝这个肯定的评价吗？"我不配这个评价。这不真实。这不会有什么帮助。我觉得这很可笑。"你必须坚决地处理掉这些阻碍。你可以这样回答这个拒绝："我欣赏你的坦诚。你经历了很多事情，那不是你的错。我想要体谅你，因为我在乎你。我爱你并且尊重你。"不要忘记倾听你的情感的回应。当你在自己的心中想象着这样的两个角色的时候，你看到了什么？

第三天

这一天，允许你自己做些什么来改善你的生活品质："我可以慢慢地把事情想清楚；我可以成功；我也可以犯错误；我可以慢慢来；我可以让自己高兴；我可以休息一下；我可以感觉我所有的情绪。"倾听你的情感的回应，并且留意你心中想象出来的那两个角色是怎样的。

第四天

在做这个练习时，向拉拉队员一样为你自己鼓劲儿："你能成功。坚持下去。继续好好干。你值得受到这个奖励。我会给你建议，鼓励你，宽慰你，支持你，但我不能采取行动。你能！"倾听你的情感的回应，并且寻找你头脑中的画面。

第五天

倾听你的自我批评，并立即把每一个自我批评转换成积极的自我对话、健康的准许或者是鼓励。倾听你的回应。你的情感接受这些积极的转换吗？

第六天

分析一下使你觉得自己像个受害者的那些客观环境。是在你认为自己受到不公正的对待或是被侮辱冒犯的时候？你在为你的行为感到惭愧吗？你被拒绝了吗？你觉得无助吗？改变你的自我对话的基础，要以解决问题为基础，而不是叙述自己受到了伤害。你的情感对这些正面的变化有什么回应？在你心里你是如何看自己的？

第七天

找出那些能够使你面对失败的安全的策略，使用修正后的自我对话方式，通常是准许你做你想要做的。你是否不惜一切代价地要避免冲突？你一定要为你周围的那些人的幸福快乐负责任吗？你一定要做到完美吗？你必须要有紧迫感吗？你有必要掩盖你的所有弱点吗？你有必要证明生活是艰辛的，而你一直在努力奋斗吗？当你尝试改变时，你有什么感觉，你心里的影像是什么样的？

通过书写方式进行自我对话

我发现，有些人更喜欢用书写方式而不是交谈方式来与他们自己对话，尤其是当这个训练要求他们大声说出来的时候。对有些人来说，更有效的简单方法是，用你的惯用手和非惯用手分别代表你人格的情感部分和责任部分。用惯用手写出你给出的建议、支持、解决问题的方法，并转述来自责任自我的其他信息。用非惯用手写出各种回应，它们通常基于情感。交替地使用惯用手和非惯用手写出那些信息，直到你有了合适的解决问题的方法。

寻求公正

你的有关公正的观念在你承担责任角色的时候是十分重要的。追求公正，有可能会将你诱骗到不健康的动机中。这种追求，有时会产生出勇士，有时会是恶棍。公正无疑是一种高尚的理想，但你经常看到的是更多的不公平的例子。尽管在你看来是不公正的事情，但那个做坏事的人却可能宣称那是他或她的权利。

要做一个有责任感的人，你必须力求做到公正，并且相信报复不总是公正的。当受害者向加害者进行报复时，并不总是产生公正的结果，它只会另外产生一个报复的需求。在现实中，有时候惩罚那些侵犯了你的正确与公正的基本观念的人是明智的。但实际上，你是在采取受害者行动。你必须依照法律惩罚侵犯了的人。个人的公正有着很高的产生不公正的风险。

第十四章　做出抉择

目标：你有勇气做出决定并聪明地从你的失误中获得教训。当一个抉择导致负面结果并给你带来压力时，你能够抚慰自己。

你的许多责任动机源于你做出的抉择。你在生活中做出的那些抉择决定了你的生活质量。有些人相信，让别人替他们去做决定能够避免他们自己犯错误。但这样做本身就是一种抉择，而且不是一个好的抉择。做出了一个糟糕的决定并且从中学习到东西比让别人做决定更好一些。你无法从他人做出的决定中学习到东西。

多数的决定都有不足之处

让我们假设，你生活在雨林中，而你讨厌它。你必须做出决定，或者搬走或者找到留下来的理由。也许在那个雨林中有你想要的什么，你不愿意搬走。所有选择中最糟糕的那个选择是，你呆在那里，但在每一次下大雨的时候你就愤怒。如果你留下来，你就要容忍下雨，并且不再怨恨。我并不是说要你掩盖情感或者是否认它们。补救的方法是去感受这种丧失，并且体验它造成的痛苦。

做抉择的能力是基本的健康心理功能。作为一个大公司的咨询顾问，我曾经研究了由其员工管理部门挑选出来的被认为是好的决策者，并将他们和被认为是不好的决策者进行了比较。这两种人之间的主要差别不是决策的质量，而是做出抉择时的速度。果断的人有勇气做决定。如果他们做出的决定不成功，他们会从他们的错误中汲取教训，并且会毫无遗憾地做出下一个决定。

你做出的每一个决定都有不足方面，否则就没有必要去做抉择，因为那是一个显而易见的选择。如果权衡两种选择后得出的结果是有利的、正面的，那可能不会有什么问题，但如果两种选择之间没有太大差别，斗争就会很激烈。这时，将维持目前状态所带来的好处同其风险进行一下比较，是一个有用的技巧。这个程序不但包括列出支持与反对的清单，准备选择条目较多的那一面，还要从事实和情感需求方面来认真地考虑所列出的那些条目。

在做抉择时，你需要考虑一系列的事情。首先，你是否需要更多的信息？我曾经为许多这样的人做过咨询，他们拥有能够得到的所有信息，但他们仍旧觉得还需要等待，虽然他们不确定这是为什么。第二种可能性是，你拥有所有你需要或者你能够得到的信息，但由于下面的原因你还在犹豫不决不能做出抉择：

● 你不想放弃任何东西。你全都想要。做出选择意味着你放弃一个途径而追寻另外一个。

● 这太快了。你还没有经过充分的努力，你认为努力挣扎意味着你很在意这件事。

● 你在等待他人或者是命运来替你做出决定。

● 你害怕由于你的决定而使他人受到伤害。

● 你知道你的愿望基于错误的判断，但你不想放弃。

● 你认为正确的决定只有一种，你必须在做出抉择前找到它。

● 生活中，你在开始或结束一件什么事情的时候感到很困难。

● 你不允许你自己独立做决定。

● 你不想长大，因为做决定是成人行为。

在做抉择的时候，最重要的是做出决定的勇气，是从中学习的能力，是当一个决定给你造成压力时你照料自己的能力。

做抉择的步骤

有许多方案可以帮助你做出抉择。所有的方案都是想办法权衡那个决定的重要性。下面的这个方法有助于你在做出抉择时理解你的各种可选项的重要性。

1. 确定你想要你的抉择产生什么样的结果。如："我必须减少我的工作给我造成的压力，但我也需要加班以维持我的收入，"或者"我需要老板不再烦我或者我应该离开，"或者"我需要一个至少能维持现有工资的工作，但我想离家更近一些。"

2. 把目标按照重要性加以分类。用"M"标记"必须"，用"W"标记"想要"。例如："我必须要有一个更多收入的工作"，或者"我想要一个离家近一些的工作。"

3. 给目标加上情感权重，从 1 到 5，5 为最重的情感。如，收入——5，便利——2，减轻压力——4。

4. 列出所有可能的可选项。你的老板不喜欢你，但在那个公司里，公司的政策不允许他在没有他的上司的赞同下解雇你。你富有成效，你的工作是可靠的。然而，你的上司有权力给你制造苦恼。你可以离开。你可以向更上一级管理部门申诉。你可以试着组织起你的同事用各种抵制方式来降低产出。你还可以祈祷它停止。

5. 在可选项中确定一个能够最大程度地满足你的目标的可选项，同时要特别注意那些标记为"M"的。这是你的暂定决定，你需要将它写下来。

6. 在做出这一决定时，找出并写下所有可能的不利后果。比较这些后果，看看这个抉择是一个比较积极的抑或是消极的选择？

7. 如果这是一个积极的抉择，那就坚决地做出决定，并且尽可能快地行动起来。如果你在行动上犹豫不决，就重新审视一下使你还在等待着没有做出决定的那些原因，这在上面已经讨论过了，然后改正过来。如果这个选择是负面的，那么，或者处理问题并从不利后果中获取教训，或者找出一个可以作为替换的新的决定，并且重新开始 4 至 6 那些步骤。

不要允许自己逃避做决定。如果你依旧不能做出抉择，那就选择一个有利于做出抉择的小小的行动。就像上面说到的，在所有的可能性中，最糟糕的是依旧停留在原来的状态中，继续怨恨，并且不断地累积愤怒和压力。如果这是你的选择，那么对你有利的做法是原谅搅扰你的无论什么事情，并且能够想象到事情将依旧延续下去，接受自己做出的决定而不是指责。

承认你自己做出的决定

有时候你可能会觉得受到了伤害，并为此指责什么人或什么事，因为好像是他们强迫你采取违背你意愿的行动。当我研究了在咨询中遇到的这种指责之后，我总是发现，人们并不是被强迫的，他们是在权衡了各种可选项之后，然后按照他或她的配偶的意愿来做决定的。他或她忘记了做决定时的这部分过程，的确感觉到是被迫的。大多数情况下，并没有直接的威胁恐吓——没有真实的枪对着你的头——所以你并不是被逼迫的。

不管这个强迫是真实的还是想象出来的，你可能还是觉得受到了伤害。摆脱这种受伤害状态的方法是记住做决定的过程，然后认可自己的决定。这个简单的方法能够帮助你克服受伤害的感觉。既然那是你做出的决定，尽管它是一个不完美的决定，那你就不是一个受害者。如果你考虑你的配偶或者朋友的情感，并且不想让他或她失望，你可以为了他们推迟你优先考虑的事情。在这种情形下，是没有什么受伤害可言的，只不过是一个有不利方面的个人决定而已。多数时候，你可以说不，但有时你选择不说不。"我决定了"增加了、而"我是被迫的"削弱了你的能力意识。

比如，山姆说："我的妻子用受到伤害或生气的样子控制着我。我没法告诉她我的真实感受和想法。"

"能给我举个例子吗?"我问。

"当然。我妻子做饭总是一阵阵儿的。她会一连几天用想象得到的各种方式烹饪鸡。然后，她又可能会用各种不同的方式做意大利餐或汉堡。我不是在意她做的饭，我只是希望她换个花样，不要总是做同一种食物。一次，我抱怨说：'还是鸡?'结果她就哭了。她说她知道她配不上我，显得很可怜。我真希望我什么都没说。"

"山姆，在我看来，你一直选择的是回避面对你的妻子，但你却觉得她在用她的苦恼在逼迫你沉默。其实，你有许多选择。你可以请求她烹制更多花样的菜肴。你可以坚持不理会她表现出的可怜。你可以帮助她制定各种不同的菜谱。你可以自己做菜。你还有权利什么都不说。如果你的选择不能让你满意，你下次可以改变，而你不必当个受害者。"

道格拉斯的案例

道格拉斯是在咨询条件下培养其做出抉择的很好的案例。他是一个依赖性很强的人。他的父亲在他三岁的时候去世了，他的母亲没有再婚。道格拉斯十分依赖自己的母亲，在他的青春期内，他从来没有离开过她。每当他的行为让母亲不高兴时他就感到焦虑。他在大学里读二年级时，第二次不幸事件发生了，他的母亲死于一场交通事故。在他母亲去世前，在校园里，他短暂地感到想念母亲，后来他找到了一个替代者。

玛丽在工作了一段时间之后决定上大学。她比道格拉斯大5岁。她看上去聪明并且成熟。在注册的时候，玛丽站在道格拉斯的前面，是他先向玛丽请教有关课程从而引起了两个人之间的交谈。那天两个人一起吃的午餐，在两人的关系中他表现出的那种需要好像让玛丽很满足。两个人成为最好的朋友，但是并不浪漫。道格拉斯对玛丽的依赖到了这样一个程度，当玛丽回家过圣诞节时，他焦虑不安。春天的时候，他带着她一起回了家。当玛丽主动开始性关系时，他们的关系变得浪漫了。

两个人最终结婚了，并且有了一个孩子。在接下来的15年里，日子过得还可以。但后来，道格拉斯第一次坠入爱河，他的生活变得复杂了。他来咨询，希望我替他在两个女人间做个选择。他时常到单元房里去陪伴他的新女友，道恩，然后又内疚地返回家中。玛丽是他唯一的家人，他十分感激她。但是，爱情时常是无法抵抗的。他继续往来于他的家和那个单元房之间。很长一段时间里，他希望着两个女人中的一个，最好是他的妻子，会厌烦这种生活，并且永久地把他逐出家门。但这种事情却没有发生。

道格拉斯的自我评价很低。这是我们在治疗中要解决的首要问题。然后我们要面对的是他害怕做决定。我要求道格拉斯告诉我他的决定的目标是什么。

"我想和道恩一起生活。我想要自由，然后和她结婚，"他说："我想和我的儿子在一起，等他长大了以后。我想要我的妻子高兴，她过去是我最好的朋友。我想要摆脱纠缠着我的这种负罪感。"

于是我要求他将这些目标分类为"必须的"和"想要的"。他把他所有的目标都列为"必须的"。但这其中的一些是相互排斥的，显然这就是为什么他陷入犹豫不决之中的原因。接下来我要求他为每一种可能的选择给出其情感加权数。

"和道恩生活在一起——5"，他说道："和我的儿子在一起——4"。

他说他想要给后一种选择"5"，但他认为这是不大可能的。"要我的妻子高兴——4,"他继续说。虽然这一选择看起来也不大可能。"摆脱负罪感——5"。

情感加权数十分接近，但也可以看出一些差别。我要求他说出所有可能的可供选择的决定。

"我可以离开我的家人，到道恩那里去。我可以离婚，给玛丽自由，让她继续她的生活。我可以继续和玛丽在一起，我妈妈肯定会劝我这样做。我可以与这两个女人分开。我可以去看治疗师，让我的治疗师决定。我可以把这个更大的决定先放到一边，先处理我的内疚感。"

我要求他先挑出一个暂定决定。他强调的还是那些。"首先，摆脱我的负罪感，然后离婚。我不得不把这两件事情连在一起，因为负罪感来自想要离婚。"

"如果你把你的暂定决定付诸实施，可能会有什么负面结果?"我问他。

"如果我抛弃负罪感，那我也许就成了一个冷酷无情的人。如果离婚，我就是一个坏人。实际上，我想我已经是一个坏蛋了。我的儿子是否会原谅我，我一点保证都没有。我害怕我离婚后会陷入严重的抑郁中。我的家人都会感到沮丧。我怀疑用我的快乐换取所有这些麻烦是否值得。"

到这里，道格拉斯已经说服自己放弃他的暂定决定了。他完全被阻碍了，并且陷入矛盾的情感中，无法继续进行做出抉择的程序了。我鼓励他认真想一想有助于他做决定的下一步行动是什么。他决定去找律师，寻求法律建议和咨询。他对自己做出的去获得有关的法律信息这个决定感到满意。有生以来，这是第一次，他没有把做重要决定这件事交给别的什么人来替他做。

回避做决定

有些人害怕做决定，尤其是当这些决定有可能会伤害到其他什么人的时候，做决定就更加困难。他们施展一些手段引诱他人为他们做决定。他们可以简单地拖延着不做决定，直到别人来替他们做。他们还可以采取的另一种手段是假装糊涂。逃避做决定的人还可能会过分地表示抱歉，而且是没来由的。他们期待这样做可以得到宽恕，这会使他们感到安心。他们会问别人的意见，即便他们已经知道答案。或者他们可能用其他方式来寻求肯定的答复以消除自己的不安："这样行吗？我做的对吗？我是不是说的太多了？"

如果你有这种习惯，那就准许你自己去思考。其次，不要用装糊涂来操纵别人，不要试图寻求消除疑虑的肯定的回答。只有当你真的不知道答案时才寻求建议。此外，停止歉疚，并且不要让别人来执行你的决定，除非你被要求这样做。

第十五章　解决问题

目标：你能够区分哪些问题是需要解决的你的问题，哪些让人不舒服的事情不是什么大事，以及哪些问题是生活中的现实并且是无法解决的。你会放过不那么严重的问题，并且不再为这些虽然给你造成丧失但却是无法解决的问题而焦虑。你先体验丧失带给你的痛苦，然后让那个问题过去。你将学会解决问题的方法，并且愿意做出艰难的抉择，并付诸行动，那个抉择可能会使问题得到解决。

人是杰出的问题解决者。对多数人来说，有一些共同的解决问题的基本要素，同时也还存在着一些个体的差异。当你意识到危机时，最先做出反应的是你的情感。你会觉得受伤，难过，愤怒或者是恐惧。当你平静下来时，你便开始琢磨所发生的事情。你的思考会使你产生一个新的决定，或者让事情恢复原状，或者让事情变得更好。某些时候，你必须按照这个决定行事。不过，有时这个过程可能会在它完成之前就中断了。比如，你可能会停止思考的过程。你会继续困惑和焦虑于所发生的事情，而不是决定为此要做些什么。有的人做出了决定并且制定了实施这一决定的计划，但却没能采取行动。

解决问题的步骤

你在开始解决问题之前，必须判定这个问题是否重要到你必须为此花费你的宝贵时间去解决它。其次，你还必须确定，这个问题是需要解决的你的问题。如果问题通过了这两项考查，得出的是肯定的答案，你应该依照下面这些步骤：

1. 判断一下这个问题的起因是什么。你应该知道是什么地方出了差错。为要完全地理解这个问题，你应该了解事件的真实情况，而不是你对问题的演绎。问题在于你(你的想法、信念、情感或者行为)吗？还是源于外部因素(其他人或者是你周围的客观环境)？或者是两者兼而有之？认真审视一下你对事实的解释，用一种能够允许你采取行动的方式来界定这个问题。

2. 明确你想要的能够解决问题的结果。最好的结果是能够成功地使你再也不用去思考这个问题了。你可以把这个问题看做是已经解决了的，并将它从你的列表中删除，它不再是一个需要解决的问题了。这个结果必须是一个能够让你采取行动的结果。你不要希望这样的结果，即单纯靠运气或靠其他人的行动，你这样做是在舍弃你的解决问题的能力。

3. 制订一个计划去改变些什么，使之引起一个理想的结果，然后考虑下一步需要采取的行动[1]。这个行动不一定非要达到你所期望的结果，它只需要推动解决问题的进程朝着那个结果更近一些便可。如果这个行动没有获得一个完整的结果，那就进一步考虑需要采取的其他行动。也许需要采取很多行动步骤才能实现那个结果。如果你的进展被阻碍了，你无法考虑下一步需要采取的行动，你要找出是什么阻碍了你获得那个结果，然后制定一个计划来克服这个阻碍，你先要推迟你原来想要的结果，直到你克服了那个阻碍。

4. 如果可能，立即采取那个行动。如果你必须将这个行动推迟一段时间，就需要设定一个你将采取行动的日期。你等待的时间越长，你行动的可能性就越小。如果这个行动不能使你更接近于理想的结果，就考虑其他的行动。你知道不能再去采取那个不会获得成功的行动。

5. 找到能够阻止问题再次发生或者是帮助你更快更容易地获得理想结果的那些必要的指导、信息或者是个人改变。

分析问题

一个聪明的有见识的善于解决问题的人会从分析问题开始。有两个发问是十分重要的：是有一个问题需要解决吗？如果回答是肯定的，那它是你的需要解决的问题吗？如果它的确是你的问题，那你应该对这个问题产生的根源感兴趣。这个问题在于你吗——你的态度、信念或者是情感？或者这个问题是由于你的人际关系或你周围客观环境的其他方面？

是有一个问题需要解决吗？

丹走进我的办公室的时候看上去很苦闷。他说他很沮丧、窘迫和害怕。丹在公司裁员之后几个月来一直在找工作。上一次来的时候，他欣喜若狂，说他得到了一个好工作。当他的第一个工作日结束之后，他径直地来到我的办公室做每周的咨询。丹说，一个同事提醒他注意他的磨损了的鞋子，并且评论说，这位老板经常用他们的鞋子是否光亮来评判他的雇员们的个性特征。丹的第一反应是感到窘迫。他受到了批评，觉得很受伤。他决定隐藏起他的受伤的感觉。但是，在剩下的工作时间里，他的恼怒表现为轻微的焦虑。

"那么在这种情形中，你损失了什么呢？"我问他。在重新对这个事件加以思考之后，他判定，毫无疑问，他没有损失任何有价值的东西，而他却知道了老板是如何判断人的个性特征的。事实上，他获得了一些有用的信息。现在他可以做出选择，是否要擦亮他的鞋子，从而避免他的老板的严厉斥责，而老板的斥责可能会是一个真正的丧失。使你烦恼的事件，如果仔细地审视一下，便会发现它们通常只是微不足道的小事，有时甚至可能是有帮助的。

在另外一个案例中，希拉问她的丈夫，加里，是否在意她和一个朋友一起去海边待一个星期。他说："不，我不在意。听起来挺不错的。"事后，她仔细琢磨这事儿。他这么快就同意了，这让她感到很不安，因为这听上去像是加里不想念她。她想要知道，他的意思究竟是这对他还是对她是件挺不错的事儿。她得出了她谋求的答案，但这引起了她存在已久的他不爱她的恐惧。然而加里同意她的请求是一个获得而不是丧失啊！

第三个案例中，露丝把自己性生活的感觉告诉了她的丈夫鲁本。露丝告诉鲁本说，如果他对性生活感兴趣，他应该很温柔，而且在进到卧室之前长时间地示爱。鲁本觉得受到威胁，几个星期回避这事。

咨询中，他谈到他的困惑："在露丝告诉我什么地方我做得不好的时候，我觉得很没有信心。而且，对我来说，让她刚到晚上就知道过一会儿我会想要做爱似乎会破坏那种自发性，而且好像是在摆弄人。"

"那么你损失了什么？"我问他。

最初，鲁本似乎认为他丧失了很重要的什么东西，而不是获得了他妻子性需求的有关信息。"丧失的是尊重。"他反驳说。

在经过处理之后，结果显示出，这个丧失其实是由不现实的文化期待构成的。这种不现实的文化期待就是他应该总是能够让他的妻子高兴，而用不着她来提出要求。他错误地承担起这样一个责任，即由他来决定他妻子的需求和需要而不用她告诉他。鲁本需要更多地了解这些不现实的期待。

冲突可能会产生收益或者损失。有些损失是微不足道的和没有重要意义的。不过，微不足道的丧失看上去可能也是重要的，并且可能导致病态行为。重要的是有能力分辨什么样的丧失是有重大意义的什么是没有重大意义的。我清楚地记得我第一次看见办公室条幅上的字的情景。那条幅上写着："不要为小事而烦恼"，而且，一行更小些的字告诫说："所有的都是小事"。它引起了我的注意。我喜欢"不要烦恼"那部分，但我同时还在想，"并不是所有的事都是小事。"的确有一些你应该感到"烦恼"并且应该积极地去面对的需要解决的真正的问题。

判定一件人际冲突事件是否是小事，也许需要进一步的探寻。如果你没有感觉到来自冲突的压力，就不会有严重的问题。如果你担忧你可能会丧失——或者已经丧失了——什么有价值的东西，压力就会产生。因此，除非你觉得你正在丧失什么，否则你是不会感觉到难受的。尽管如此，当你学会了批判性地评估丧失的程度时，你会发现这个问题不是一件大事。在咨询中，我经常听到对方说危机变得不那么严重了。你的信念体系、期待和态度可能会不必要地警醒你，使你觉得自己像个受害者。

你的报警系统是否过于敏感？

每一个人都有一个内在的警钟，它时刻提醒人们留意那些可能造成威胁的外部事件。那些事件，根据你的警钟，存在潜在的危险，需要加以处理。你必须做出一个决定作为预防行为。这个具有潜在危险的事件也许是旁边灌木丛中未知的声响。你需要警惕。这声响是一个食肉动物弄出来的吗？那些构成威胁的事件很可能来自人际关系或者是对你的自我形象的冒犯。你先前的经验以及经验产生的信念会提醒你注意那些危险，但那些威胁很可能是想象出来的而不是真实的。

问题是，你的报警系统可能过于敏感。也就是说，你担忧并不存在的危险。这就像是你的房子里有一个烟雾报警器，如果有人点烟它就会突然警铃大作。这个警报会在多数时间里弄得你心烦意乱，结果在真正发生火患时就不能提供保护作用了。在冲突中，你可能会把留意对方的行为作为你的报警器。如果那个人的行为异常，报警器便正确地报警。但如果这个行为是这个人的惯常行为的一部分，是在正常范围之内，那你的报警器就只会给你制造麻烦，向你提供并不真实存在的有关危险的错误信息。

　　许多时候，你的观念体系不真实地将这个错误信息永久化了。比如，如果你认为超速行驶是不道德的，每当你冒险上路时，超速驾驶者都会让你感到不安。你可能会发展成交通暴躁症，或者会连续不断地用所看到的超速者的牌照号码去烦扰警察。

　　说到什么是不现实的期待你可能会感到迷惑。你的经验可能告诉你，一个事件有其发生发展的过程，但你把那个事件标记为"不现实的"，只是因为根据你的信念，它不应该发生。存在着这样的可能性，即某个人的某种行为对于那个人来说是很正常的，但却让你很不愉快。在这种情况下，你应该和那个人分开，或者减少你和他或她在一起的时间。如果你选择维持现状，你应该努力地去接受那种你不喜欢的行为。

　　说到你的报警系统，你应该记住这个经验法则：事件不引起情感。如果你的对手的行为不正常，你可能并没有法子去改变这个人。如果你不能逃离这个客观环境，你可以改变你的想法使你的情绪得以发生变化。

　　比如，安抱怨她的丈夫马克斯在社交聚会上讲老掉牙的笑话让她感到尴尬，但他说他就是这个样子的人。从小学的时候起他就是班里的小丑。她说他并不好笑，人们笑的是他的不适宜，而不是他的笑话，但她的指责并没有阻止他。安很受伤，很愤怒，因为他不肯因为深爱她而放弃做他的自己。

　　尽管这样，她还是欣赏马克斯的许多东西。他爱她，支持她，而且是个很好的养家人。这对夫妻有着同样的宗教和政治价值观。安最终认识到，马克斯没必要在每一件事她希望被人认可的事情上都使她满意。当他开始他的可笑的幽默时，她就让自己去想她赞赏他的和爱他的一切地方。

除非侵犯者的行为是在对你的身体加以虐待，大部分的痛苦是你的信念、态度、观点或者期待所导致的。所有这些都是可改变的，都容许你控制住自己的情绪。你可以通过改变你的期待、信念和思想对你的行为加以控制。

这个问题是你的需要解决的问题吗？

早在我私人开业的第二年，一次，我和我的一个教授一起吃午饭。他很想知道，研究生院在多大程度上使我具备了在真实环境中开展心理咨询的能力。午饭快吃完了的时候，我谈到我感到尴尬的情形："我有几个这样的人，他们来寻求帮助，但最终我却对他们十分愤怒。我知道这不对，而且我的愤怒给我造成压力。"我解释说。

"讲一讲这些人，还有你对他们的治疗。"他说。

在我讲完之后，他说："我知道你为什么愤怒了。你在为治疗结果承担全部责任。"

"你说得太对了！这是负责任的表现，不是吗？"

"嗯，不，你不能为那些你无法控制的事情负责任。"

"你是说，我作为一个治疗师没有任何责任？"我很困惑。

"你有很多责任，"他说："你有责任跟上流行的治疗技术，你有责任能够做到沟通，你要有道德和值得信赖，要保守秘密。"他接着说："总之我要说的是，你的责任是弄出一套成熟的治疗方案，把它交给这个人。他或者她怎样用它就不是你的事情了。"

我有些恼怒，而且困惑："嘿，但他们用它做什么却可能会影响我的事业！"

"在这方面你是对的。如果每一个人都拒绝治疗方案，那你就干不长了。但是，每一个人也还都有权利丢弃它，有权利只取其中一点点，或者束之高阁留待以后再说。你刚才告诉我的是，如果你建议那个人做家庭作业，而那个人不做时，你就觉得很失败，因为你连这样小小的成果都没有得到。你因为他或她对你做的事情而生气。"

当我理解了他所讲的要点后，我感觉到的那种巨大的压力便消解了。这压力是我自己制造出来的，因为我承担了我无法解决的问题的责任。我要解决的问题是，我没能用我教给别人的关于界限的那个原则来解决问题。懂得你的责任和权利是健康边界的精髓。

经常地，人们陷入困境，是因为一个人承担了解决他人问题的责任。比如，麦克为他的成年女儿和他的母亲间的争执而烦恼。他先对他的女儿罗比说，要尊重她的祖母，然后对他的母亲说，要适应新的环境，灵活些。这两个人在把罗比的孩子们送到私立还是公立学校的问题上各持己见。麦克认为他已经解决了这两个他所爱的人之间的僵局。实际上，他的女儿和母亲相互不再说话，都试图争取麦克站在自己一边。争斗的双方都很生对方的气，但更不满的是麦克不站在自己这一边。麦克很为圣诞节时的家庭团聚担忧。

有一个办法可以帮助你做出判断，你面对的问题是否是需要解决的属于你的问题，这个办法就是判断一下你是否能够采取行动来解决这个问题。有时，这个问题的确是需要解决的你的问题。这时，知道如何界定问题将有助于问题的解决。

问题的根源是什么？

找到问题的根源是清晰界定问题的重要的第一步。这看起来似乎是显而易见的，但在我的实践中，人们更倾向于回避思考问题的根源，尤其是如果问题的根源在于你自己。

你可以仔细思考一下下面的那些可能性，看看你正在处理的是否是个人问题：你不知道你是谁，你想要什么，你有什么感觉，你怎么想，或者你想往哪儿去。你不喜欢你自己。你没有可以用来满足客观环境要求的东西。你过于敏感和容易受到伤害，过于谨慎和多疑，恐惧，或者愤世嫉俗。你与世人隔绝，或者你依赖他人，反感他人，易冲动，优柔寡断，过于杞人忧天，容易被人利用。如果这些描述中的任何一个适合你，你就知道该从哪儿开始了。当你的任务是改变产生问题的思想、感情或者是行为时，你没有必要把别人牵涉进来，即便你的问题可能会影响到你的人际关系。

如果你的问题出在人际关系上，很可能这是一个和心理界限有关的问题。可能是你干涉了他人的事务，或者是没办法阻止别人干涉你的事务。可能是有人在操纵你，或者试图让你去做违背你的利益的什么事情。也可能是你不能从他人那里获得你需要的合作。

如果你的问题同你的客观环境有关，可能是你无法从生活中得到你想要的。你没有什么业绩，或者不喜欢你的工作。你周围环境杂乱无章，你没有一个明确的计划去实现你的目标。你也许对你周围的一切都感到不自在。

比如，一个推销员可能想，"我想要完成我这个季度的定额，但我只完成了一半却只剩下不到一个月的时间了。我的目标是在下个月里将我的销售增至三倍，我的问题是如何完成这个目标。"这是由于他的原因还是他和他人之间的原因呢？他也许应该避免电话推销。如果是这个原因，问题就是在于他。也许他过于死缠硬磨，让一些潜在的客户感到厌烦。如果是这样的话，那就是人际关系问题了。还可能是他的老板提出了不切实际的要求，他感觉到工作给他造成的压力。

解决问题的步骤

步骤 1：找到要解决的问题

此刻，你心中最紧急的事情是什么？是什么事情让你感到烦恼或者是抓住了你的注意力？是什么东西大量占据了你的有意识思考？回答上面这些问题的目的是为了激励你进行思考以便界定问题。

在界定问题的时候，要认真审视事实。需要观察的最根本的层面包括——谁，什么，什么时候，在什么地方和怎样。将注意力集中在这些事实上对你来说是十分重要的。这个工作可能比看上去的要困难得多。当你面对一个问题的时候，你的观点和习惯会让你重新诠释客观事物。如果你只把摄像机能够记录下来的声音和影像看做是事实来考虑问题，那么你可能会发现这样做是有帮助的。此外，陷入冲突中的两个人能够一致认为是事实的任何事情也是能够被接受的。

比如，玛西亚抱怨说，托马斯不爱她。他否认这种指控。我要求她说明一下她想要的爱和她所得到的爱之间的差别。玛西亚说，她希望能够感觉到托马斯爱她，然而她所得到全是微妙的回绝。在玛西亚所表达的她想要的爱和她所得到的爱之间存在着巨大的差异。这就找到了她的问题。

我要求他们两个给我客观的事实——就像我可以在录像中听到和看到的一样。玛西亚说:"举个例子,托马斯下班回到家,义务地问候我一声就进了书房,不是看电视就是看报纸,直到晚饭好了。"

托马斯插话说:"我没有那样。"

"托马斯,不要给我你的看法。我只想要一个摄像机可能会记录下来的东西。"

"好吧,我进来,微笑着,吻了一下玛西亚,然后问她过得怎样。我不怎么说我这一天的事情,因为我是一个律师,大多数事情是要保密的。我通常问一问晚饭,然后进书房看看新闻,浏览一下报纸的头条。这就是大多数晚上会记录下来的东西。"

"玛西亚?"我问。

"差不多是这样的,除了那个吻,那就是在脸上匆匆吻一下,快得我几乎感觉不到。他问我这一天的时候,听上去就像是不感兴趣,好像他不能不关心似的。"

"这个摄像机应该是确定无疑地录到了在脸颊上的匆匆一吻。"我向玛西亚点点头,肯定地说。

每一个人都是用他们的心来拍摄这个世界的。多数时候,你不得不去诠释你的客观环境。你对什么是合理的,什么是对的和错的,有你的看法。你试图解释人们为什么那样做。你的逻辑会告诉你,什么是合理的,什么是一个人在一个特定的环境中应该做的。因为你是一个有个性的人,所以对什么是正确的你有你自己的看法。一个人的内在一致的符合逻辑的评价可能会与第二个人的同样符合逻辑的评价完全对立。

为了界定你的问题,你必须把你所观察到的事实和你对事实的诠释区分开来。如果问题的起因是你对问题的诠释,你必须承认不同于你的别样诠释也是合情合理的。这有助于你对同一事实提出其他的可能的解释。

在玛西亚和托马斯这件事情上,托马斯的问候声调可能明显地透露出他的兴趣程度。托马斯的声调说明他对她的一天缺乏兴趣可能是玛西亚的解释,而不是托马斯的真实感情。更可能的是,在某些晚间他比其他晚间表现出更多的感兴趣。"玛西亚,对这样的场景,你的符合逻辑的解释是什么?"我问。

"很显然，他并不那么爱我！他把那看做是他的义务，然后就去做他想做的，他不在乎我。"

"托马斯，你怎么解释这场景？"

"如果我在电视上看到这场景，我会认为这家伙就是一个普通人。他回到家，吻一下他的妻子表示问候，然后放松地看看报纸和电视新闻。我想，如果他不爱他的妻子，他根本不会回家。他会去一家酒吧或者什么地方。然后上个星期发生的事情让我觉得他的妻子要严厉管教一下他了。他的妻子冲进书房，手里拿着锅铲，对他说，他已经有许多年没有说过他爱她了！"

另外一个错误诠释事实的例子是威廉。威廉对他的销售小组提出了一个新主意。他的好朋友，哈罗德，听着，扭曲着脸，而且转过头去。威廉对哈罗德的态度的解释是他自己的主意很臭。他的声音和他的信心一起越来越低。威廉需要考虑其他的可能性。哈罗德有胃溃疡，他可能正胃疼。威廉需要询问哈罗德对他的新销售方法有什么看法。

当你界定一个问题的时候，请你写下你对那些映像所代表的意思的诠释。要意识到，有许多种不同的和可能的解释。看看你能弄出多少种不同的解释。认真思考摄像带所呈现出的场景，并对那场景加以诠释。牢牢记住，所有的问题都有不止一种可能的界定。有一些界定会阻挠问题的解决，有些则会产生出简单的解决方法。一定要确保你的界定能够让你采取行动。

步骤 2：确定你的目标以便解决问题

你期待什么样的结果？需要什么东西发生了改变之后你就会认为问题解决了？这个结果应该是，如果它实现了，你就可以不再思考这个问题了。

回到玛西亚和托马斯这里来，我问："你们两个人对所发生的事情有什么感觉？你们的感觉都是合情合理的，即便你们担心它们看上去像是没有道理。对接下来会发生什么你们的直觉是什么？你们不需要证据，只说你们的感觉。那是一些不需要你用事实来证明的东西。"

玛西亚先说："我觉得受到伤害和感到愤怒。我的直觉是，如果不是因为他那么厌恶冲突，他会离开我，不过他不想找这种麻烦。"

"玛西亚，什么东西必须发生了改变之后你才会认为问题解决了并且把它从你的问题列表中删除？"

"我需要有保证的托马斯的爱，当他说'我爱你'的时候我相信。"她回答说。

托马斯回答道："我真的很困惑。我想我不了解女人。我的直觉是，这是女人的事，男人用不着想法去理解。记得一首老的乡村歌曲唱道'如果妈妈不高兴，不是没有人会高兴吗？'这就是出错的地方。妈妈不高兴。"

"托马斯，在这种情形下，什么东西改变了之后对你来说你就认为问题是解决了？"

"好像是妈妈应该对我是满意的。"他回答说。

"那么玛西亚，你希望感到被爱，而托马斯，你希望玛西亚高兴。听上去好像和我们开始时完全一样，但还有一步要做。玛西亚和托马斯，你们两个愿意改变自己去实现你们的那个目标吗？"

步骤3：采取下一步行动来实现你的目标

思考解决问题所需要的下一步行动。一个很好地界定了的问题是可以产生出一个行动方案的。如果你不能自己亲自采取行动，你就必须重新界定这个问题。要有创造性，要开动脑筋，或者使用其他创造性的技能。做出几种可能的行动方案，选择其中一个，完成它，然后对结果进行评估。

为找到行动方案，玛西亚和托马斯重新界定了他们的问题。"我的问题是，我的妻子，我爱她，但她对我不满意。"托马斯说。

玛西亚打断他说："我们的问题就是我们说过的。我的丈夫不爱我。"

"玛西亚，托马斯说了他爱你。你能考虑一下用别的方式来看待这个问题吗？"

"嗯，他没有用我想要的方式来爱我。"她说。

"这可能是一个非常到位的好的界定。让我们来研究一下这个解释。它给了你们一些可能的行动方案，玛西亚。你可以要求他用一种不同的方式来爱你——你的方式——告诉他怎样做。你还可以学着接受他爱你的方式，或者你可以部分地采取两种方式。"

如果你的策略是成功的，你的问题就解决了。如果不成功，就进行下一步行动，直到问题得到解决；或者重新界定问题，以便产生一组新的可能的解决办法。重要的是要记住，任何问题都可以用不同的方法来解释，一些解释会得出解决方法，而另外一些解释会阻止问题的解决。

如果解决问题的程序受到阻碍，使你无法思考下一步要采取什么样的行动，你必须找到是什么东西在阻碍你获得你想要的结果，然后制订一个计划去克服这个阻碍。推迟你原来想要的结果，直到阻碍你实现目标的那个事情得到解决。

步骤 4：采取行动

如果可能，立即采取行动。如果你必须推迟这个行动一段时间，那就设定一个你将采取行动的日期。你等待的时间越长，你行动的可能性就越小。如果这个行动不能使你接近你想要的结果，那你就必须考虑其他的行动方案。你知道不能再次采取那个不成功的行动方案了。

妨害目标实现的阻碍

下面是一些很常见的阻碍。了解是什么在妨害你解决问题是克服阻碍的第一步。

压倒一切的情感
- 精神创伤
- 精神抑郁
- 恐慌发作和严重焦虑

与目标背道而驰的动机
- 想要获得你想要的
- 想要在人际关系中感到安全
- 想要尽量减少你的问题的责任并且指责别人
- 想要放弃
- 想要指责和惩罚你自己

● 想要证明你是对的

妨害改变习惯的阻碍

● 你没有意识到问题
你知道有问题，但问题还没有重要到现在就需要行动
● 问题是没办法解决的

抵制改变自己

不能有效解决问题的人认为改变他们自己使问题得到解决是一种软弱的表现。"为什么是我必须改变？如果我能让我的对手改变，我就不用改变。"他们这样想。如果是你的行为导致问题的产生，那么在解决问题方面，你的改变自己的能力是你最有力的工具之一。如果你寄希望于别人的改变能够解决问题，你可选择的行动方案就减少了，你就限制了你的成功。要记住的是，当你面对一个问题的时候，你既可能承担责任去解决它，你也可能会尽量减少你的责任并且表现为像是一个受害者。

第十六章　处理冲突

目的：你将克制住自己不去引起不必要的冲突，但你不会为避免冲突而不惜一切代价。冲突可以是化解分歧和改善人际关系的一种健康方式。你在处理冲突时不要让你的对手觉得自己像是个受害者，并且你也要努力不让自己采取类似受害者那样的举动。

有些人害怕冲突，而有的人则利用它随心所欲。不管怎样，每一个人都会面临冲突。当你认为你已经避开了冲突带来的人际压力时，它通常是被压抑在你的内心里。从积极方面来说，正处于发展中的人际关系间的冲突有助于调整你和他人之间的分歧。

冲突为什么吸引你?

你常常通过参与冲突来获得你想要的东西或者是避免失去什么东西。当觉得受到威胁时，你还通过它使自己获得安全感。冲突会产生一些情感上的回报，这种回报常常超过了个人所得。因为战胜了逆境你感到兴奋。一旦你将自己看作是一个受害者，最强烈的情感回报之一就是要向作恶者进行报复。有人以某种方式伤害了你而你报复了那个人，这会让你洋洋得意——道德战胜了邪恶，正确战胜了错误。"报复是甜蜜的，"老话这样说。然而事实上，报复有时是让人失望的，但你却把它想象成是令人兴奋的。你会沉湎于冲突带来的刺激感中。每一个人都在生活中追寻刺激。没有人愿意观看缺乏激情的电视节目或是电影。

尽管冲突发生的频率因人而异，但冲突是你的现实社会生活。当某种东西处于供应短缺状态时，你就会去争夺你的那一份，或者，争夺多于你的份额的东西。有时你竞争的是权力，有时你加入竞争是为了保护你看重的东西，有时你为决策权而斗争。当其他人与你的信念不同或者做事的方式不同时，你会有一种强烈的冲动，要证明你自己是正确的。冲突产生于共同的生活和工作，是调节分歧的一种方式。所以，如果你有配偶、孩子、兄弟姐妹、同室者或者是同事，你可能就会有冲突。如果冲突被压制或被隐藏起来，你就不能够调节你的人际关系了。

那些厌恶冲突的人并不能够躲开冲突。当他们觉得委屈时，这些冲突回避者会以消极状态或被动攻击行为来回敬他们的对手。另外一些人挑起冲突是因为他们替他们热爱的人承担责任。鲍人际关系指数指出，你的使人际关系紧张的所有行为方式都与你的特定人际关系风格有关。[1]你可以将所有这些风格分类成救援、控制、被动、依赖或者是被动攻击。

婚姻冲突

赖安和贝丝

赖安是一个高大的男人。他在学院里打过橄榄球。他的大块头使他看上去不用说话就知道他一定是嗓音洪亮，他的双手也一样会引起别人的注意。它们都大于他的身体比例，证明和强调着他的强烈个性。

赖安有着强烈的控制人际关系的需求，否则他就会感到焦虑。他的主要手段就是用指责、批评、威胁、否认别人或拒绝等方式使别人感觉不愉快。他会逐步升级他的抨击，直到他的对手，通常是他的妻子贝丝，屈从于他。赖安总是用带有侮辱性的话语抨击贝丝刚刚发生的错误。当赖安用完美主义的目光审视贝丝时，贝丝的错误就显得太多了。贝丝很少注意自己那些出了错儿的行动，但当赖安说她蠢笨的时候她感到刺痛。

贝丝娇小，站在赖安的身边时看上去似乎更小。贝丝很妩媚，她的标准表情就是微笑。每当发生争辩时，她会巧妙地用话语占上风。她很少直接批评赖安，但在辩论中，她能用话把赖安逼进角落，无论他回答什么他都是错的。因此，每回争辩，都是赖安说的少而贝丝说的多。贝丝的话扭转了赖安的指责并且把他自己弄糊涂了。就这样来来回回地，他们轮换着胜利者和失败者、受害者和施害者的角色。当赖安的愤怒变成了威胁，他就胜利了。一场冲突就以贝丝的哭泣而结束。而如果贝丝在唇枪舌剑中占了上风，赖安就离开家。

冲突并不是他们婚姻生活中的主导因素。更多时候，他们相互欣赏和爱恋。贝丝厌恶在面临很大的风险的时候做决定，而赖安则很容易就做出决定，有时并不考虑后果。赖安通常很严肃，而贝丝能轻而易举地让他笑起来。他喜欢她的幽默，尤其是在社交场合中，贝丝的美丽和娴熟的社交技巧，使赖安更认可她。

比尔和梅琳达

比尔和梅琳达这两个人对冲突的态度有着很大的差异。梅琳达讨厌冲突。她的丈夫比尔，和上面那个案例中的赖安相类似。赖安总是要支配一切，并且为了能够控制周围环境愿意应对冲突。不过，比尔是通过有条理地安排他周围的环境来实现控制的，如果有人扰乱了他的安排，他就会反过来攻击人。他会大声要求别人注意。比尔对他周围环境的控制达到了极端。当他出远门的时候，他会给梅琳达留下指令，他不在家的时候她不许动温度自动调节器。比尔强迫性地信仰这样的信念："井井有条才能各得其所。"比尔在家有一个办公室，他熟悉这里的每一样物品。一次当他外出的时候，梅琳达打开过他办公桌的抽屉。当比尔发现他的排得整整齐齐的铅笔滚到了抽屉的左边后，他大声地抱怨梅琳达。他指责梅琳达不尊重他或者说是不尊重他的私人物品。

为避免冲突，梅琳达遵从他的严格规定。然而，他的要求太过苛刻，梅琳达经常出错儿并会为此而面对他的暴怒。比如，比尔抱怨说，梅琳达总是把电话放在回拨上，换卫生间卫生纸的时候总是弄反。这些行为使他大怒。当比尔因为这些错误向梅琳达发出警告时，他说他认为不断重复这类行为是对他不尊重的表示。

梅琳达并不公开反抗比尔的过分要求，但她会背地里做点什么事占个上风，并为此而产生胜利感。她必须保证不让他知道她所做的事儿，否则肯定会发生冲突。当比尔说他决定家里不许再喝带咖啡因的咖啡时，梅琳达的机会来了。她顺从地买了一大罐脱去咖啡因的咖啡和一罐普通咖啡。然后她倒掉无咖啡因的咖啡，在那个罐里装进她的普通咖啡。当比尔宣称自从饮食中不再含有咖啡因后他感到更健康了的时候，梅琳达就转过头去偷偷地笑。梅琳达用间接和迂回的方式处理冲突。

偶尔地，梅琳达会勇敢地用明显能够察觉到的消极方式来抵抗。她用刷爆信用卡的方式让比尔大怒。她总是可以为花钱找到很好的理由。

冲突类型

救援类型的

标榜自己为"救援者"的人认为他们是在照料他人，否认他们的帮助行为和冲突有任何的关联。救援者包括殉道者类型和照顾类型。殉道者类型遵循这样的座右铭："我只是在试图帮助你。"不过，当他或她用支配的手段而且并不顾及你的愿意地让你感觉愉快，却并没有得到感激时，这种类型的人觉得自己是个"殉道者"。照顾类型的人会说："我愿意尽我最大努力能够让你感觉好一些。"这种类型的救援者的本意是好的，但却会让他们自己卷入他人的冲突中，并且会妨碍别人承担应由他们自己来承担的责任。照顾类型的人想要每一个人都不发生冲突。

伊莱恩就是殉道者类型的。她总是想要给别人以忠告。她一天中最得意的时刻就是当什么人不领情不接受她的忠告而让她感到不被赏识的时候，或者当她说："我告诉过你的"的时候。

控制类型

控制类型可以被划分为暗中操控型、攻击型、自以为是型和强占有欲型。在本章的开头，发生冲突的第一对夫妻就是两个控制类型的人。贝丝是暗中操纵类型的，她用她的聪明伶俐在和丈夫的辩论中战胜他。莱恩是攻击型的，他用指责和羞辱获得控制。第二对夫妻中的那个比尔，是自以为是类型的。他总是对的，并且认为他的办法才是唯一正确的。

最后一种控制类型是强占有欲型的。强占有欲型的人想要占有很多的东西、思想和人。他们认为，他们对自己周围所有的事情和所有的人都拥有权利。在商务环境下，当他们把权利委托出去时，他们会因为项目的控制权被人分享而感觉到好像他们丧失了什么东西。克雷格是一个广告公司的主管。还是儿童的时候，作为班级里最聪明的一个他就备受关注。他现在依旧是他的工作团队里思维最敏捷而且也是最富有创造力的人。然而，当他把一个广告项目委托给下属时，他还是不能完全放开它。毕竟，那个项目是他的。克雷格不放心他的雇员，总是监督着工作做成什么样了，即使这个雇员对这个项目了解得十分清楚。克雷格在这方面的欠缺激怒了他的下属。不断地干涉已经委托出去的项目不必要地浪费了他的时间并使他不堪重负。

被动型的

被动型的人希望避免冲突，并且让别人高兴。在原始时期，这种消极状态是一种确保生存的行为。人们能够辨别出群体中最有能力的成员，并服从其权威以避免受到伤害。你现在还可以在动物群体中看到这种行为。在人类现代社会中，已经少有这种针对肉体的危险，人们所恐惧的是受到拒绝或是批评而不是肉体上的伤害。然而无论如何，这些被动行为还是顽强地部分保持了下来。取悦型和冲突避免型的属于这一范围。

你可能很想知道这两种消极被动型的人怎么也会导致冲突的发生。让步、取悦、友善或先考虑他人的这种需求怎么可能导致冲突？常见的情形是，两个被动型的人结婚之后组成的家庭是一个和平的但存在缺陷的家庭，其缺陷是一些未得到解决的问题不断累积。一对和平相处的夫妻会有意降低问题的严重性，认为它还没有严重到要面对冲突。被动型的人可能会选择让步而不是斗争。如果他们受到不公正的对待，他们可能会愤怒，但却把愤怒藏在心里，而不是表现出来。但是早晚，这种被压下去的愤怒会损害爱情、信任和尊重。这两种消极被动型的人避免冲突的理由不同。取悦型的想让每一个人都快乐，并且为避免冲突不惜代价。冲突回避者是自我批评者，他们回避冲突，并且责怪自己，希望得到宽恕而不是没完没了的冲突。

弗兰和特德都在咨询室里。弗兰有很深的抬头纹，因为她总是不断地扬起眉毛表示同意。无论别人对她说什么，她都扬起她的眉毛并点头赞同。她希望使别人高兴，而且同样强烈地希望避免不愉快。与其告诉别人坏消息，她宁愿隐瞒或歪曲事实真相。

特德事实上并不真正了解他的妻子，尽管他自己不这么认为。五年的婚姻生活中，他看到并以为那些是她的真实情感的表露，实际上只是她想让他高兴的外表。他缺少信心，他用攻击行为来掩盖这一不足。于是他脆弱的自信心就变成了傲慢自大。

由于弗兰并不懂得这一点，于是她创造出一个怪物，她把特德的缺乏尊重弄成了装腔作势。在弗兰的帮助下，特德认为自己是一个英明的决策者，一个完美的性伴侣，一个有趣的喜剧演员，一个令人称绝的油漆匠。他认为自己所做的一切都是好的。他相信他的妻子一定认为自己嫁给他是幸运的。特德使他们这个家庭不适合社交，除了弗兰他没有朋友。他说她是自己最好的朋友。

弗兰从来不抱怨，相反，她无视自己真实情感地去赞美他所做的一切。她认为她是在把青蛙变成王子。最初，她期待着特德的回报，希望他能够看出她所需要的。然而，王子经常是以自我为中心的。后来，她感觉到不被爱、不被欣赏和被拒绝的感觉。她的愤怒在增长，但她把它压在内心，并把愤怒转到自己身上。

依赖型的

依赖型的与消极被动型的有些相似，但还是有区别的。一些依赖型的人会攻击性地要求他人照顾他们的需要。依赖型的包括情绪无常的、要求苛刻的、犹豫不决和小心谨慎的等类型。他们都需要从别人那里得到一些什么使自己保持良好的情绪。情绪无常型的期待用魅力摆脱他们不负责任行为产生的后果。苛求型的人有着强烈的被爱和被呵护的需求，但可能不会给予很多的回报。优柔寡断型的需要别人来替他们做出决定。小心谨慎型的需要他人认真地对待他们的忧虑，并且同他们一起去阻止未来的灾难。

沙农属于情绪无常型的。她是一个不承担责任的人，经常做错事，把事情搞糟。她取笑自己的错误并且常常让别人一起嘲笑。当面对她的行为后果时，她或者用魅力诱惑他人帮助她脱离困境或者哭哭啼啼、显出可怜样。她经常依靠情感做出决定，即便这些决定可能是违背逻辑的。

沙农结识了保罗，一个自以为是的操控者。在保罗向沙农求婚的那天晚上，沙农提醒他说："保罗，你知道的，我讨厌做家务。而且我知道，你有洁癖。"

保罗这时正被激情控制着，他说："这没有问题，亲爱的，我给你找个女佣。"婚礼后的几个月，保罗开始说："我们生活在猪圈里！"

但沙农永远有话说。"如果你把我的信用卡还给我，我可能会去清理厨房。"她回答说。

保罗拿走了沙农的信用卡，因为她总是冲动地透支消费。保罗的规则之一是："每一个人都需要承担责任。"让沙农来负责什么事，这本身就是一场必输的战斗，更不要说是承担责任。一天，保罗发现了一个机会。沙农想要一辆新车，一辆活动顶棚轿车。她说："欧，保罗，它真是可爱极了。"保罗同意买给她，但条件是她同意负责支付每个月的家庭账单。她欢天喜地地同意了。

保罗等着沙农兑现她的新承诺，但到了月底，他失望了。两个星期后，看到到期未付的账单，他再也控制不住自己的愤怒："沙农，要我提醒我们的协议吗？你得到了一辆新车，并且你同意支付家庭账单。"

"保罗，我当时觉得我是会支付那些账单的，但我现在不那么觉得了。"沙农说。

保罗很迷惑："我们不是在讨论感觉。我们是在说协议。感觉和这事没有任何关系。"

"保罗，你没在听我说。我现在不那么感觉了，所以那时候我说的话不算数。"

情绪无常型的人经常不负责任是因为对他们来说，感觉是第一位的。他们可能会跟着感觉走而不顾逻辑。

苛求型的人习惯于指责别人的关心不够或者是做得不够，并且很少给别人以回报。他们期待别人来照顾他们的需要并解决他们的问题。苛求者看起来是在攻击他人，但他们自己认为他们有很多应该得到他人注意的未被满足的需要。所以他们愿意去竞争以便使他们的需要得到满足。苛求者用指责他人的方法促使别人服从他们的需要。

路易丝属于苛求型的。她的同事说："路易丝对我们的老板古德曼先生总是很服从，但除此以外，她似乎认为这世界总是欠她些什么似的。她很傲慢，苛求。比如说，我负责办公室的邮件，当我在外面的时候她经常支使我为她办事。一次午饭时间我因为有工作要做，便请她给我带一块三明治回来。她拒绝了，她说要去购物，不想停下来去买东西吃。可是，当下一次我要去取邮件，并且婉拒了她往常的那种要求时，她说我自私。"

苛求型的人喜欢被人关注，当他们在乎的人把注意力放到别处的时候，他们会感觉受到挑战。亚伦和妻子去参加他们高中20年聚会。亚伦的妻子看着聚会时照的照片，评论说："看看吉姆。他一点儿都不老。真不知道他怎么保持得这么年轻。"亚伦走过来，看着那张包括他在内的集体照。"我怎么样?"他问:"我看起来和吉姆一样不错。你没说我怎么样。"

优柔寡断型的人害怕做出错误的决定。他们还害怕如果自己做决定便会导致别人期待他们承担更多责任。优柔寡断型的人害怕决定所导致的后果，所以他们会操纵他人来做决定。

埃莉在工作上就是一个典型的优柔寡断型的人。她的朋友鼓励她接受提升，这可以使薪水得到相当大的提高。但她的本性使她没有接受给她的晋升机会。每当要面对一个困难的抉择时，埃莉都会焦虑不安。甚至在做一个十分简单的决定时，如到哪里去吃午饭，她都会犹豫。如果不得不做决定，她会在做出选择前从别人那里寻求信心。因为她工作努力，上司给了她一个管理职位。但她不喜欢为其他人负责，所以她谢绝了这个工作。她拒绝的原因是她害怕做决定，她害怕她的同事不喜欢她所做出的决定而又不得不去执行。

小心谨慎型的人并不仅仅是谨慎，而且还是悲观的和爱挑剔的。他们的创造力因此而被抑制。小心谨慎型的人有太多的担忧。他们通过预先发现周围环境中可能会造成心理危害的事物而使自己产生一种安全感。他们搜索周围的陷阱、风险和使事物误入歧途的可能性。他们是最先在他们自己和他人身上注意到缺陷的人。

苏珊是一个小心谨慎型的例子。她的一个朋友描述她说:"苏珊是一个好人，但她的一些习惯让我很厌烦。她是个悲观主义者。在没有对一件事或一个人做出判断之前，她总是处于一种紧张状态。苏珊总是挑毛病，这件事情什么地方错了，或是那件事你为什么没有那样去做。有人说我有创造性，不过有时也抱怨我'办事鲁莽'。可苏珊总是约束我，总是用否定的态度斥责我。我对她说，帮帮忙好吧，在我开始做事情之前，不要对我的想法加以批判。"

被动攻击型

被动攻击型的人总是隐秘地实施攻击，然后否认自己的攻击行为。他们会浪费你的时间，或者在说了很伤人的挖苦话之后宣称只是在开玩笑。攻击性干涉行为是偷偷摸摸的和难以确定的，但这些行为所造成的痛楚却是真实的。被动攻击型的人包括抗拒、迂回和矜持型。

抗拒型的人总是表现出挑衅的样子，他们认为："你不能把我怎么样！无论如何！"这种类型的听上去可能比被动攻击型的更具有攻击性。不过，如果他们抵抗，他们可能不会首先采取行动，除非有人给他们反抗别人的要求的理由。换句话说，他们可能是友好的，肯帮助人的，除非你要求他们去做什么事情的时候，他们对命令的回应总是抗拒。

达利尔一直就是一个叛逆的人。他似乎在等待别人先动作，然后他再对他们的行动做出回应。自他十几岁起，无论是朋友，父母，还是老师，如果希望他朝东，他便会朝西。他的母亲是一个控制欲很强的人。当他的母亲大声命令他的时候，他就会先找出一些必须要做的其它什么事情来保持他的独立。作为一个成年人，他享受钻空子和让别人沮丧的乐趣。他喜欢设置障碍，把别人的本来就困难的工作搞得更加艰难。有时，他会注意到他的妻子艾莉森非常想要做某件特别的事情或想去某一个特别的地方，通常他会破坏她的计划。当他使她沮丧时，他并不觉得这样做有什么不好，这对他来说似乎很有趣。如果有什么事情是他也想要做的，那么他会找出许多理由证明他们不能做这件事，然后在最后一分钟里，他再让她知道他们可以做这件事。

艾莉森要达利尔帮忙去拿一张比赛申请表，她想要他们的孩子们报名参加比赛。因为拿申请表的那地方离达利尔的办公室近，所以这件事就交给达利尔去办。每天早晨，艾莉森提醒他这件事。她还在白天多次打电话给他。在提交申请的最后一天，她说她要开车进城自己去办这件事。达利尔答应说一定记着这事。他的习惯就是拖到最后一分钟，所以艾莉森认为这一次他也会这样做的。但是这次他没有做。达利尔后来诅咒发誓地说他本来是要去的。看上去他好像是真的忘记了。无论如何，这个机会丢掉了。在极其厌烦的情形下，艾莉森威胁说要离婚，如果达利尔不去做咨询的话。

迂回型的人用各种手段否认他们的愤怒，其结果便是积累了很多的愤怒，他们间接地用被动攻击的方式表达他们的愤怒，通常的表现是撅嘴生气。乔伊，约翰尼的妻子，属于迂回型的。约翰尼鼓起勇气告诉妻子说，他打赌输掉了 500 美元。乔伊似乎接受了这一事实，还以微笑表示同情。但是，她很快地就开始指责约翰尼，无论他说什么或做什么都能找出他的错。咨询时，乔伊坚决否认她是在惩罚约翰尼。她坚持说，她那时还处于受到伤害的过渡期间，大概行为不太正常，她否认她很愤怒。约翰尼说她像是树后的狙击手，等着他暴露自己，然后她可以给他的情绪一枪。

还有另外一件事让乔伊觉得受到了伤害。约翰尼忘记了他们的结婚周年纪念日。当她提醒他的时候，他向她道歉并在餐馆预订了晚餐。乔伊向他保证一切正常，什么事都没有。她知道遗忘是人类的通病，她甚至给他找借口，说知道他工作压力大，称赞他能够很好地处理压力。然而，她抱怨他所选择的餐馆、食物和红酒。用约翰尼的话说，她好多天里一直在生气，在扮演情绪狙击手的角色。

在冲突中，矜持型的会用退避和无反应的方式来表达其不信任，而不是公开地通过言语沟通来解决问题。矜持型的人通常不信任话语。当受到威胁时，他们很少说话，也不充分地回答问题。矜持型的人的配偶和朋友都会感到沮丧，问题被搁置在那里无法得到解决。矜持型的人尤其使"爱侃的人"感到懊丧。当冲突发生时，爱说话的人说得更多，而矜持型的人完全不开口，这使得想通过话语进行沟通的人十分懊丧。你对他们说得越多，他们越是向后缩。

唐是一个不苟言笑、恬淡寡欲和不露情感的人。他享受他的家庭生活，但在陌生人面前感到很不自在。他需要独处的时间恢复他的活力。他的幽默很生硬，喜欢嘲弄与他关系密切的那些人。他不能很好地处理冲突。他和他的妻子米尔德里德发生争执时的典型表现是，米尔德里德表达自己的情感并向唐提出问题，而唐总是只用单词来回答，通常是"是"或者"不"。如果米尔德里德追问，他会一言不发地看着她，或者干脆走到后院去抽烟。

冲突类型

救援型	
殉道者型的	"我只是在试图帮助你。"这不是帮助而是妨碍；而且觉得自己没有得到感激

照顾型的	承担安排他人事务的责任
控制型	
操控型的	操控他人以满足个人需要
攻击型的	过度地控制他人以实现个人目标
自以为是型的	推销自己的观念和规则，他们的方式是唯一正确的
强占有欲型的	一心想要把事情做好，对那些没有动力的人不耐烦·
被动型的	
取悦型的	热切地去取悦他人，并不惜一切代价地避免冲突
避免冲突型的	面对冲突退缩并消极等待，期望问题会过去
依赖型的	
情绪无常型的	因为依照感觉而不是合理的判断做事因而可能会把事情搞糟
苛求型的	指责他人没有按照完全他们的要求做事，如果他们没有得到他们想要的就会抱怨并且抓住不放
优柔寡断型	他人做决定时他们感觉到更安全些，避免自己做决定
小心谨慎型	在他人看来是消极的，但他们认为自己是实事求是
被动攻击型	
抗拒型的	强烈地抵抗被别人控制，"你不能把我怎么样，不管什么事!"
迂回型的	积累愤怒，不直接表达，并且否认他们很愤怒
矜持型的	不信任话语，退缩并且不做出任何反应

必要的人际关系技巧

非常重要的是，你能够表达和接受关于你的行为举止以及你的伙伴的行为举止的看法和观点。换句话说，如果你欣赏他人，你必须能够给予赞扬，如果你不喜欢某种行为或不同意他们的观点，你必须能够勇敢地面对他们。你必须能够接受赞美和批评。对那些和你关系很密切的人，你必须能够表达和接受情感。

正如前面已经讲过的，人际关系中最重要的一点是提出请求，正如你运用你的权利去拒绝请求一样。当别人提出要求时，你需要技巧来支持你维护自己的权利。你需要通过协商来解决分歧。你必须知道健康的和不健康的愤怒之间的不同。然后，你要用健康的方式来表达愤怒。如果你操纵他人的情感使他们感觉很不好，你就是在用不健康的方式表达愤怒。如果别人妨碍了你实现你的目标，愤怒是正常的。表达你的愤怒可能会使别人感到不舒服，但这不是主要目的。你的动机是维护自己的利益。

要丰富你的人际关系技巧，你必须能够沟通情感，玩得高兴，是个有趣的人，并且欣赏幽默。这些技巧需要你了解你的情感。你必须愿意维护你的权利，但也要能够听取批评，并判断出它对你的重要性。完善的人际关系是最难获得的，因为你的人际关系中的人是在不断地变化着的，所以人际关系是需要调整的。

利用图表 14 来认识你在社会交往方面的长处和短处。如果下面任意一项的社会交往活动中，你的得分是 2 或 3，你最终是要有麻烦的，你需要校正。所有这些社会交往技巧都是可以学习的。就像学习打网球，有的人会打得比另外一些人好些，但每一个人最终都能学会把球打过网去。你可以发挥你的长处，并在你所欠缺的方面增加你的技巧。

图标 14　社会交往技巧评估

	朋友	家人	亲属	权威人物
给予赞扬				
接受赞扬				
加以批评				
接受批评				
提出请求				
拒绝请求				
维护权利				
意见不同				
表达感情				
接受感情				
控制愤怒				
表达愤怒				

	朋友	家人	亲属	权威人物
表达幽默				
不让别人干涉你的事物				
不干涉他人事物				
利用下面的数值来评定你在行为和个人互动方面的困难等级 0＝没有困难 1＝能够做到，但那行为感觉不太像是你 2＝非常困难 3＝不可能做到				

健康的交流沟通

沟通技巧可以让你避免不必要的冲突，解决已有冲突。在人际关系方面，沟通不畅位于抱怨的第一位。沟通问题源于不同类型的人际关系困境。一个妻子可能会抱怨说："我的丈夫总是不听我说话。"而丈夫抱怨沟通上存在问题的意思可能是说："我的妻子总是不按照我说的去做。"而另外一对夫妻可能会说："我们总是在交流，但意见总是不一致。"

最常见的沟通上的问题是不能倾听对方说的话。男人和女人不同的两种倾听方式使得事情更加复杂。交流时，权力在听者一方。有许多的书和研讨班教给人们如何更好地表达，但仅有好的讲述者而没有听者却是什么都做不成的。

有证据证明男人和女人在倾听方式上是有差异的[2]。男人们可以将电视的巨大音响，孩子们的大声吵闹，妻子与他们的说话声分开来，排他性地只接受一种听觉刺激。女人们则试图照顾到所有的听觉刺激，在她们所留心的所有事件间跳来跳去。男人可能会错失许多正在发生的事，而通常从周围环境中获得更多信息的女人们，有时可能会陷入混乱中。这种差异会引起误解和婚姻问题。女人们经常因为他们的丈夫将注意力转到其他事情上去而感到愤怒。她们会关掉电视以便获得他们的全部注意。

如果你不善于倾听，你可以改进你的技巧。你可以重复你所听到的，然后问那个正在和你交流的人，他或者她是否是这个意思。倾听是有意识的，如果你不想听，你就会听不到。让自己倾听对你是有益的。人们经常抱怨说他们想不起来他们碰见的人的名字了。很多时候，这是因为他们没有倾听。有这种问题的人可以让自己认真地去听，并且在别人介绍了之后在自己心里默念几遍名字。你还可以在交谈的时候把对方的名字加进去："你的名字，米尔顿，让我想起我小时候的一个好朋友。我很高兴认识另外一个米尔顿。米尔顿是姓吗?"

争辩并不总是成为问题。事实上，有时在激烈的争论中，人们交换了有益的信息。尽管这样，许多夫妇还是害怕或者是躲避争吵，而这样做的结果就是推迟了问题的解决。下面的步骤可以帮助你比较平静地听取他人情绪激烈的言辞，并使问题得到解决。

平息争吵

在争吵时，争强好胜地想要在辩论中获胜的结果经常是词不达意。你在等着听你的配偶说错话，而不是听他所传达的信息。你更在意的也许是准备好你的回辩，而不是准确地理解正在被表述的内容。第一步要做到的是确保你在倾听。如果你是抱怨者，就请求你的配偶不加评论地倾听，不论是在你述说的过程中还是之后。如果是你的配偶在抱怨，你就请求他允许你不加评论地倾听。这样就会使你的倾听变得更加专心。长时间地认真倾听会让人厌烦，因此抱怨者应该将其述说限制在 5 分钟之内。

下一步是分开一会儿，给每个人一点时间，让大家能够想出创造性的解决问题的办法，并且准备解决问题。当你们重新坐回到一起来的时候，就自由地相互交换与解决问题直接有关的办法。你应该回顾一下在前一章中提到的解决问题的那些步骤。非常重要的是，每一个人都要同意不去指责对方。你可以指出你不喜欢的那些行为举止，但不要期待对方承担改变的全部责任。那些不受欢迎的行为现在是需要解决的问题的一部分，而且可能会要求观察者发生改变。你需要认同的是，不管你的感觉是什么样的，你不能表现得像是一个受害者，不能让别人觉得很糟糕，或者感觉对不起你，或者想逃避。

要乐意妥协。协商和合作解决问题是两种沟通技巧，用来确定关系中的每一方应该给予或得到的东西。获得合作的更多信息可以参考第六章。

有时候，你问的问题没有得到清楚的回答。你应该总是完全地回答问你的问题。当你怀疑存在误解，就重复你的提问，直到你认为对方回答了你的提问。

对完美主义者来说，要清晰明确地交流是困难的。我问一个丈夫，是否 BRI 描述的他的妻子与他眼中的妻子相符。他回答说："嗯，有点儿。"

"那些部分不符合呢?"我问。

"啊，其实很像她。"

"所以没有什么地方你想要改一改的了?"

"啊，我不知道。差不多吧。"他模棱两可地说。

"对它的准确性你给多少百分比，60%?"

"我不是数学家，我确实说不好。"我无法让他做一个无保留的表述。他怕自己会漏掉什么，会给出一个错误的结论。

另外一次，完全不同的一对夫妻，妻子问她的丈夫："你想要我放弃我的兼职工作吗?"

丈夫说："我知道你有多喜欢这工作，但是如果你在家的时间更多些，会减轻我许多压力。我并不是说你有责任来减轻我的压力。我的意思是，我是个大男人，能够照顾我自己，而且我知道你能够照顾你自己。我不是要暗示……我是说，我没想要告诉你你应该怎么生活。我当然尊重你的判断。"

我问他的妻子："他回答了你的问题了吗?"

"我忘了我的问题了。"她回答道。

概　要

每一个人都会使用本章提到的某种破坏人际关系的手段。为了有效地处理它们，你必须懂得个人的界限，并能够处理冲突。为改掉你的破坏性行为，你必须抵制你头脑中的那些"老录像带"，它们是父母的错误处理或以前的其它心灵创伤形成的。从根本上说，你必须成为一个有责任感的人，当发生冲突时，你要让自己基于现实，给自己一些负责任的信息，这可以抵消过去的可能会助长冲突的扭曲的体验。

　　每一个人都会偶尔地做出一些无益的甚至是伤害他人的行为。由于这样的一些事件会牵涉到你十分在乎的人际关系，所以你可能会懊悔你的行为。大多数人会从这些经验中汲取教训，决定不再重复它们。然而，在压力下，不希望有的反应会再次出现。

第四部分　处理丧失

图表 15

放弃和让步的动机	
当你不能解决难题，又不愿意接受丧失时，你便产生出虚假的期望。 **虚假的期望** 怨恨，自怜，无望感，无力感，沮丧，冷漠，或者绝望。	如果你是有责任的，但却不能解决你的问题时，你会感到无能为力。 **接受无能为力感** 痛苦，宽恕，知道需要做什么才能处理未来的阻碍，接受你不能应对的事情，并探寻什么是可能做到的。

死亡，失望，剥夺和舍弃都是人生的组成部分。这是无法逃避的。不过，你处理这些丧失的方式却可能是有效的或无效的。本书的这一部分将专门用一章的篇幅来谈论这些。你在开始处理你的丧失时用的是不健康的方式，通常是否认丧失，因为你不愿意或不能接受它。有些人会陷入这种状态无法自拔，并表现出病态行为。而大多数人接下来会转入痛苦和宽恕的伤痛愈合行为中。感觉到痛苦是很自然的，这是挺过已经发生的丧失并使你轻松地向前走的一种手段。让已经发生的不愉快过去

是一种技巧，是你一生中会经常用到的一种技能。

　　由于你无法解决你的问题，而且认为没有人会或能够帮助到你，你觉得无望，这样你就可能会长期陷入一种受害者心理状态。这类行为包括否认能够解决问题的办法，感觉到无望，憎恶自己，感到羞耻，以及表现出不负责任，愤恨，冷漠，粗暴，卑微，消沉，无能为力和孤独。当需要采取行动的时候，你可能什么都不去做，或者企图为一个不可能实现的目标而把自己搞得精疲力竭，认为你自己什么都做不了。

妥协或放弃的动机

当你面对一个重要的丧失时，你会尽你所能地去阻止这个丧失。这些行动消耗你很多的时间和精力。其实你还有需要你优先关注的其他事情。当你的行为没有什么效果时，最终，主动地妥协或放弃是明智的。只有这时，你才可能去追求更有效率的目标。

第十七章　认识无能为力感和虚假的期望

目标：当你面对一个重大的丧失时，你依旧会抱有希望并努力寻求摆脱困境的方法，直到你穷尽一切手段。然后，你会承认你没有希望重新获得已经丧失的东西，并感受丧失带来的痛苦哀伤。紧随着丧失，会呈现出虚假的期望等行为，如怨恨和自怜。你应该努力做到的是设法增强你的能力，停止这类表现，进入哀伤程序。

当你面对一个你无法阻止的丧失时，你是不可能立即接受这样一种无能为力的处境的。多数情况下，你的反应会是否认这种无望。有时，这种否认是合乎情理的，就像你第一次面临危机而你还没有尝试过所有的解决办法之前一样。当你穷尽一切努力仍不能改变这种状态之后，你会逐渐地意识到你不可能阻止这丧失。这时，你会不情愿地承认你的无能为力，并开始愿意面对你的丧失。除此之外，你什么都做不了。哀伤处理程序是处理丧失和恢复正常功能的健康的方式。

大多数人把哀伤同失去自己所爱的人的悲痛联系在一起，但事实上你需要对所有的哀伤进行处理，不管这丧失有多么的微小。尽管哀伤是人类本性的一种天然，但有些人从来不曾通过哀伤处理流程来完成它。

图表 16

希望的阶段		
希　望	虚假的希望	无　望
·你希望你能够解决问题，如果不能，你希望能让别人来解决。	·如果你感觉到怨恨，你也许希望通过赔偿或报复来获得公正。	·你完全没有力量解决这个问题，必须接受你的丧失并感到痛苦。
·至少，你希望能避开丧失感。	·如果不能，你就自怜，希望得到救援。	·不能完成哀伤处理过程会引起冷漠，反抗，消沉，

希望的阶段		
希　望	虚假的希望	无　望
	• 你采取拒不承认的态度，麻木自己的感觉，变得十分激烈，或者采取其他逃避方式。 • 你思考丧失的意义。	绝望，暴力，无能力感或者自杀。

希　望

你满怀希望，相信任何的丧失都是暂时的，或者你能够避免丧失。你希望绕过哀伤处理这一必要的步骤。你认为你可以解决那个难题，或者，通过提出要求或者操纵，让别人把你从丧失中拯救出来。有时，操纵会导致未来更大的丧失。但是眼下，怀抱希望是让你最安心的。如果所有的方式都失败了，你就希望你自己能够避开丧失造成的压力。但因为逃避通常是暂时的，所以希望也会是短暂的。

虚幻的希望

当你从抱有希望转变到无望，你会经过虚假的希望这一过渡阶段，在这种虚假的希望中，你用某种情感、思想和行为方式来避免你面临的无望状况。当你预见到困境是你无法回避的时候，你不大可能立即接受这种处境。在你无法回避无能为力感时，通常你的第一反应是否认。这种反应经常是一种防护手段。否则，一些紧逼到眼前的丧失，如一个所爱的人的死亡或是一种疾病晚期的诊断，可能会完全地淹没你。

怨恨

怨恨是虚幻希望的一种表现。怨恨是在一段时期内持续不断的愤怒，不同于原初的愤怒。愤怒通常不是一种意愿引起的行为，它只是一种反射反应。怨恨是与目的有关的。它来自于你的思想，而不是你的冲动。你总是在你的头脑中再现引起你愤怒的原初事件的影像，这使你总是处于愤怒的情感中。你会向别人述说所发生的事，或者谋划进行报复。你必须积极地去追求怨恨，如果要继续保持这怨恨依旧鲜活。

怨恨并不是一种受欢迎的体验，那么为什么人们还会愿意让它延续下去？怨恨阶段中的虚幻希望是这样一种希望，你认为只要执着于所发生的事情你就会有机会获得公正，是寻求公正的动机激励着你维持这种怨恨。有的人在试图得到个人公正的过程中可以去谋杀。程度并不严重的怨恨是人际关系中的常见问题。你不仅对那些做了坏事的人怀有怨恨，而且你还厌恶那些你认为他不应该得到奖励的人。

你对什么是公正的什么是不公正的有一种预期。在《圣经》中，我们自始至终可以看到公正的复杂性。当上帝向尼尼微这个邪恶之城的居民显示仁慈的时候，约拿愤怒得要死。同样的这一主题，我们可以在《圣经》里的浪子回头的故事中再一次读到。即便是儿子在外挥霍完父亲分给他的财产后回家时，做父亲的依旧热烈地欢迎儿子回家。而他的勤劳的大儿子则怒不可遏。在另外一个寓言故事中，一个葡萄园雇用的工人们被安排做了时间长短不一的工作，从工作了一整天的到工作了一个小时的，但最后他们都得到同样多的报酬。早被雇用的工人们觉得受到不公平的对待，但他们得到的的确是他们事先同意的报酬，所以他们得到的对待是公平的。他们的愤怒不是因为他们的报酬，而是对后来的工人只工作了很短的时间却得到同样多的报酬，他们愤怒的是不公平。

硬币的另一面，宽恕，是所有健康人际关系的一个重要组成部分。没有宽恕，情爱关系初期所犯的错误会永远纠缠住一对夫妇。

受苦和自怜

受苦和自怜是使虚幻的希望得以继续存在的另一种的心理机制。有些人可能会想："如果我遭受到太多的痛苦，那么就一定会有人为我做些什么，所以我可以不用去感觉或面对丧失。"受苦可能像是哀伤，但它包括这类的想法："这是不公平的，"或"我不能忍受这个"，或者"为什么这事发生在我身上？"哀伤涉及丧失带来的痛苦的感受，但并不包括受苦应该带来解救的想法。在感觉层面上，受苦和悲伤可能很难区分。事实上，它们在心理上可能是相似的。重要的一点在于，因为不肯承认现实，受苦的心理感受可以持续很多年，而悲伤是有限度的。你对悲伤的感受越深，你需要处理的哀伤越少。哀伤的处理可以使你最终感觉好起来。但受苦不同，你今天感觉到的痛苦可能会与当初丧失发生时一样强烈。你宁愿去感觉那痛苦而不愿放弃这样的信念：受苦会拯救你。

病理性的逃避是经常发生的。在丧失刚刚发生时，否认现实是很自然的，但随着时间的延续，它会越来越成为问题。有的人会完全麻木掉他们的感觉。有的人通过神经性贪食来逃避他们的感觉。还有的人会通过酗酒来逃避。你会对你过去通常很关注的东西表现出冷漠来躲避感受。人们总是告诉你要坚强，为了你自己或者为了帮助别人应对问题。

丧失可能是很悲痛的，并且与你对事情的预期完全不吻合。你会问："为什么？这会是上帝的旨意吗？我不能就这么让它过去，直到我搞明白或者理解了它为止。为什么会发生这种事？"有时你不明白你自己为什么会被牵涉其中："我是如何导致了这样的结果的呢？"或者"我怎样做可能就会阻止它的发生呢？"企图搞明白一个不应有的丧失很少会有什么好的结果，通常这会增加你的懊丧。

无望和哀伤

最终，要想应对丧失就需要你懂得这样一个事实，即无论你做什么都没有办法阻止那个丧失，眼下也没有什么东西可以追回那个丧失。你很不情愿接受这样一个结论。被称作哀伤处理的从否认和平静之间的那个程序，涉及情感痛苦和心理混乱。

如果你让步或者放弃，或者不想或不能处理哀伤时，你就会长期地滞留在无助状态中。作为一个绝望的人，你尽量贬低你自己和他人解决你的问题的能力。这类绝望的行为包括否认解决问题的办法，感觉无助，厌恶你自己，感到羞耻，以及表现出不负责任，怨恨，冷漠，情绪激烈，卑微，消沉，丧失行动能力或者是孤独。在这种丧失反应下，如果需要你行动的时候，你可能会什么都不去做，或者因企图实现不可能的目标而把自己弄得精疲力竭。你认为自己没有力量去应对丧失。

如果你认识到了你想要的那个结果是完全没有希望的和不能控制

的，你就会允许你去做你能够处理的事情。健康的做法是通过哀伤处理程序然后让丧失成为过去。部分的感觉无望是病理性的。在这种情况下，你认为："我认为没有希望是因为我完全不知道该怎么做，但我原本应该知道要做什么。"

接下来合乎逻辑的假设就是，如果你应该知道而不知道，那一定是你什么地方出了问题。如果你得出这个结论，你便会批评自己缺乏能力。你就会转而用恶毒的态度看待你自己，而且最终，它将导致你陷入抑郁消沉。这种抑郁消沉会产生两种不完全的逃避——怨恨和自怜——你会再次产生虚假的希望。此外，还会产生另外两种可能性——冷漠和蔑视。

冷漠的感觉好于消沉，但这种逃避是暂时的。某一天早晨起来你也许会想："你知道的，我只不过是对什么都无所谓了。我会像往常一样做事，只是没有热情。我不在乎将来，因为我知道要实现我的愿望是没有希望的。"蔑视是一个人能够聚集起的最强烈的情感之一："你不能把我怎样，无论如何！"这是一种强势姿态和真实的表述，它取决于你是否愿意忍受那些后果。如果你继续沉湎于冷漠、蔑视、怨恨或者自怜的情绪中，你的问题会逐渐积累。最终的结果是，你感到绝望。

绝 望

在经历了持续数年的失败之后，你可能会生出绝望的情绪，或者在你体验了一个创伤性经历——这个创伤性经历让你失去了原来的你，或者剥夺了你想要成为的那个人——绝望的感觉可能会立即产生。丧失自我和丧失获得对你来说十分珍贵的东西的希望是致命的。自我的丧失比生命的丧失更让人恐慌。否则，自杀就不会看起来像是解决问题的一种办法了。

逃离绝望——暴力行为、失能和自杀是你可能做出的最病态的选择。当你认为你没有能力去做你认为是必要的、能够证明你的存在的那些事情时，你可能会选择极端的行动。狂热激情战胜了你的无能为力的感觉，因为你呈现出上帝般的决定别人生死的力量。我曾经帮助法庭私下面谈过一个杀害多人的凶手。他讲述了他失败的一生，只有从幻想中的暴力行为中他才获得暂时的轻松。他告诉我说，当他决定杀人时，他感觉到他一生中从没有过的平静。

当你放弃照顾你自己的基本需要的能力时，失能就成了你的选择。多数人确信如果他们不照顾自己一定会有人来照顾他们。用来形容这种选择的一个老话是"卧床"。我认为这种形容可以追溯至严重的抑郁症是无法治疗的那些年代。

自杀，像暴力一样，也是一种选择，它给选择这种行为的人带来一种平静和轻松感。有趣的事实是，所有这些逃离绝望的行为它们都是可供选择的一些行为方式。你开始相信，选择这个比选择另外一个更好些。我曾经让学生们选择他们喜欢的方式，然后就他们的选择进行辩论。在一次辩论中，一个选择了暴力行为的人说："我的一生一直是成功的。对我来说，如果我到了绝望的程度，必定是什么人导致的。我会除掉那个人，并且愿意面对后果。"

第二个学生抨击这个选择："约翰，我了解你已经一年多了，我很吃惊听你说如果你失败了你会杀了谁。如果你不能应付某种情况的话，请体面地自杀而不要伤害别人。"

第三个学生反对这两种选择："我曾经去过州精神病院并且和那里的病人交谈过。你们两个所做出的选择的结果会让你们分别进监狱和死亡。我可能只是会发疯。那些精神病人中的一些似乎并不总是处于精神失常状态。一些人似乎挺高兴的。"

负责任地进行自我对话来处理绝望

当你陷入绝望时，你处于你的最低状态点上。如果你感到无望，你不知道为什么你要尽一切力量去做没有用的事情。说服你自己让那些强烈的消极的情绪过去不是一件容易的事情。在这种无能为力的状态中，你总是贬低你应对问题的能力。这时你第一步要做的是将能够处理和无法处理的问题区分开来，以便重新获得希望，然后对能够处理的问题采取行动。

外表上，停止正在忍受困难的表现，内心里，停止自怜的感觉。情绪和行为的这种结合会引起人们的注意，同情，甚至是救援，但你会因此而陷入这些情感困境中，不能正常地发挥你的日常活动的功能。一旦你开始认真思考该采取怎样的行动来改善你的生活，并且制订了行动计划，你就会注意到你的情感状态发生了一种改变。

将你能够处理和无法处理的任务列成表，将无法处理的问题放在一边等待一段时间，将你的精力集中于做你能够控制的事情上，放弃那些你不能控制的事情。等你启动了行动，并在能够处理的领域中获得成功，再去应付你的无法处理清单上的问题。如果那是真正无法处理的事情，就忘掉它让它过去。

处理你的否认。在认识你生活中无法处理的事件时，要注意不要在所有的事情上都放弃希望。你可能会否认客观环境中的某些事实。你肯定要否认一个解决办法是可行的。如果你情绪饱满，那就存在着能够使你轻松一些的办法。你需要重新将你的注意力集中到你能够处理的问题上。你可能经历了一些痛苦的教训，那不是你的错，但找到解决方法却是你的任务。

避免自怜。人们很容易陷入自怜。有时候人们很享受对不起他们自己的感觉。偶尔地，你可以让自怜在短时间内泛滥，但最终你必须面对现实。当你处理了你的自怜时，你有不少问题要解决。

不要想象灾难。你也许会草率地得出结论，并且预言最坏的可能结果。你可能会抓住小小的一点事实，然后把它变成一个巨大的灾难。你的感觉被一个可能永远不会成为事实的担忧放大了。你看出一件小事有点问题，就把它渲染成一个大灾难。我也许在一个月的时间里只会有几个新转诊病人。这种职业低谷只是一个问题，但不是一个灾难。可是我却想，我一定是不知不觉地做了什么让我的送诊医生生气的事情。"我的新转诊病人可能会继续地越来越少，直到完全没有了。"我也许会这样想。"如果我不能再继续做心理医生的话结果会怎样呢？我的妻子会离开我。如果我不能继续供我的孩子们上学，他们会不再爱我。我会作为一个孤独的老男人死去！"现在，这是一个大灾难了。当你想象一个灾难时，你就会把现实中一件小事夸大成最糟糕的事情。这时，你就会像最坏的事情的确发生了那样去行动了。

第十八章　通过哀伤和宽恕来处理丧失和失望

目标：生活就是一系列的丧失，你必须学会处理它们。你将练习和增加你处理哀伤的技巧，并努力接受你的丧失。

一次，一个公司的总裁要我去解决他的雇员流失问题。他告诉我说："传言说我的雇员们认为我是个笨蛋，有人就是因为这个离开的。我想我需要你来告诉我的这些雇员们怎么和一个笨蛋一起工作，并且还很高兴地留下来工作。我试着支付高于平均水平的工资。有些人无论如何还是走了，有些人留了下来，但仍然很生气。"幸运的是，我有效地指导他的大多数员工接受了这个有些令人不快的工作环境。

这里牵涉到丧失，在他们学习接受这种客观工作环境的过程中，处理痛苦是很重要的。痛苦的处理过程是个自然的过程，但也因为一些原因使人感到处理痛苦是一个艰难的过程。菲利普斯先生的雇员们认为他是个笨蛋，是因为他在对什么事情不满意的时候总是对着身边的雇员吼叫。有意思的是，通常这并不是冲着某个人去的。但是不管他对着谁吼叫，大多数的雇员都会感到很心烦，因为他们认为这样不对。帮助他们梳理问题并接受这个现实是解决问题的主要办法。

现实生活包括期望，这些期望与包含着冲突的周围环境相关联。在一个特定的环境中，也许有一些东西是你不喜欢的或者它使得你的生活更加的艰难，所以你感到压力。然而，那个问题也许只是发生在这种特殊情境中的一个连续事件。有时，那个事件并不是你不喜欢的某一事情的延续，而是你不想放过去的曾经的事件，是你不想接受的过去发生的事件。你揪着它不放，也许很多年。

当像这样的问题第一次出现时，自然地，它是压力的来源。但是，随着时间的过去，如果你不选择离开这个环境，那你就必须接受它。如果它继续让你感到愤怒或忿恨，你就必须采取矫正行动了。你可以想象一下，你在新墨西哥州开始一个新的工作。你喜欢这个工作，但你讨厌那里持续的高温，而且由于肤色浅，太阳对你来说是危险的。这时，你可以搬回北部，放弃中意的工作，要不你就得忍受酷热并对付高温。机会经常也蕴含着代价——风险。当机会大于风险时，你的选择不会让你成为受害者，但也许你不得不放弃一些有价值的东西。你可能讨厌高温，但你又不愿意舍弃你的好工作。

在职场上，当雇员的压力来源于不大可能改变的工作层面时，可能会引起很大的丧失，这是常有的事情。雇员不能说"我不在乎"来暂时地解决问题。掩盖情绪不是一种长期的解决办法。他或她需要做的是在完成痛苦处理的同时关注丧失。当你主动放弃某种有价值的东西后，哀伤就治愈了。

无望和哀伤

大多数人的哀伤都是与死亡和丧失亲人有关。然而，当你遭受到一个损失，不管那损失是大还是小，就会产生与这相类似的情感体验。哀伤行为的经典模式是由 Elisabeth Kubler-ross 博士[1]首先提出来的。她对一些患了重病的人进行了跟踪研究，从这些人知晓自己处于疾病晚期到其死亡。她描述了这一痛苦过程的五个阶段：否认、愤怒、交涉、沮丧和接受。我比较倾向于把前三个看做是严格意义上的哀伤的逃避企图，Kubler-ross 称之为沮丧。混乱、迷惘和恐惧通常是这种体验的组成部分。

在典型的哀伤中，你在畏惧和逃避之间来回摆动。你畏惧面对你的丧失，你用愤怒、否认和神奇幻想来逃避现实，因为这会带给你暂时的轻松。经常在长达数年的时间里，痛苦似乎总是反复地冒出来，在你以为事情已经过去了的时候，它还是纠缠着你。比如，一个看上去已经摆脱了离婚痛苦的妇女，几年后在度假的时候，她路过一家餐馆，在那里，她和她的前夫曾经度过一段亲密的特殊时光。她的眼泪出乎意料地流了下来，这让她很吃惊。然而，当她返回时再次经过这里时，她感到的只是好奇而不是悲伤。看来，你需要处理与过去的丧失有关的一切能够引起回忆的事物。

哀伤是一个自然的过程，但因为许多原因，人们发现这过程很艰难。在这个领域中，我的大多数工作是帮助那些在处理哀伤时受阻的人。有时，尽管丧失是许多年前的旧事了，但却一直没有得到释放。下面的步骤十分重要，有利于哀伤的处理：

1. 列出需要你通过哀伤来处理的那些丧失，将它们按照轻重缓急优先顺序排列出来。后面的列表是个样本。

2. 承认无能为力。哀伤是情感对丧失做出的反应。你自然想要控制它，但你必须认识到，你是无能为力的，你没有能力复原或者消除那个丧失。只有这样，你才能把自己转移到你能够控制的生活的其他方面。

3. 放弃那些使你产生虚假希望的行动计划，怨恨和忍受苦难这类情感总是使你产生虚假的希望。获得公正、报仇或赔偿的愿望激起了怨恨的情感，得到救援或帮助的渴望某种程度上激起了忍受苦难的心理。要放弃这些也就是要去承认你的生活缺少秩序或控制。逃避会产生虚假的希望。

4. 愿意忍受哀伤处理带来的痛苦。哀伤引起剧烈的痛苦，这痛苦是心理上的，有时是身体上的。对缺乏控制感到焦虑，害怕消沉会持续很长时间，经常会伴随着极度的悲伤。

5. 把丧失同那个人或突然降临的那个事件分离开来。有时，这一过程是十分困难的。记住，愤怒是任何丧失的一个自然组成部分，但在哀伤处理过程结束之前，必须要对愤怒进行处理。哀伤处理是在为接受丧失铺平道路，而愤怒是在推动你去克服阻碍或者解决问题。当你考虑你的丧失的原因时，你通常会再一次感到愤怒。

6. 处理每一个丧失，每次只处理一个。仔细地回想这个丧失，用你的所有感官去拥抱它，让它刺痛你。专注于一个丧失，每天至少一次地想到它，直到刺痛感减轻。然后转到下一个丧失，重复这一过程。

7. 采取一些象征性的行为释放这些丧失，如烧掉你的列表，埋葬它，或者将列表系在氢气球上，看着它升到空中直到其消失。

在一些非常困难的个案中，包括被强暴的妇女，这个模式可以让使用这种方法的人继续进行受到阻碍的哀伤处理程序。我曾经做过的有创伤后遗症的妇女中的一位获得了良好的治疗效果。使用这个模式后她的恐惧消失了，但她依旧愤恨不已。她似乎无法放弃报复的想法，并偶尔地自怜、自哀。最终，是哀伤处理使她从这种行为中解脱出来。

提出这种哀伤处理方式，我并不是在降低完成这件工作的艰巨性。根据一位作者，威廉·布里奇斯的观点，你可能会经历一系列的情感阶段，包括分离、认同缺失、醒悟和迷失方向。[2]

当发生一些重要的变化时，分离感就产生了，它干扰了生活中强化你的角色和行为的那些信号。分离使你发生变化。离婚、死亡、工作变动和搬家等都属于这类事件。它们把你从你一直起作用的那个背景中分离了出来。

当你打破旧的人际关系，并且不知道如何定义你自己时，认同缺失发生了。虽然这个过程会让你在一段时期内感到困惑，不知道你是谁，但这一过程是必需的，因为你的原有认同成为转变和更新的障碍。在发生了一个丧失之后，你必须使自己过渡到新的领域中。

当你徘徊在两个真实，即依旧留在你头脑中的旧的真实和你面对着的新的真实之间时，你会有从虚幻中醒来的感觉。当发现你记忆中的"真实世界"不再真实的时候，这个发现使人醒悟并且使人失望。

当你重新安排旧有的生活方向时，迷失感就会发生。记得在海军服役时，有一次我不得不调换住舱。我原来睡觉的地方要求我向右转到我的铺位上。但这回我的新铺位在照片暗室的水槽上方——舰艇甲板下五层，那里漆黑一团。一天夜里，我到我的铺位上去，按照记忆的指引，我向右转，结果撞到了墙上。完全迷失了方向，我不断地重复这个错误。任何重大的丧失发生之后产生的迷失感都是使人困惑和痛苦的。你可能会继续"撞墙"，直到你理解了新的规则。

夫妻间怨恨和宽恕的一个案例

卡蒂认为她的婚姻是稳固的。韦恩是一个很好的养家的男人，卡蒂尊敬他，他们的朋友们也尊敬他。但是有一天，卡蒂接到一个女人打来的匿名电话，说她与韦恩相爱，并且已经和他保持了三年的暧昧关系。这个女人不告诉她的名字，最后只是说："去问韦恩。"

韦恩最初否认这件事，说这是一个商业竞争对手试图找他的麻烦。卡蒂很想相信他，但打电话的女人说了很多的信息，包括十分吻合的韦恩外出的日期，这让卡蒂起了疑心。最终，韦恩承认了并且道了歉。他说，那事已经过去了，他想修复他们的婚姻。

卡蒂极其愤怒。因为韦恩不肯说出那个女人的名字，这让卡蒂相信她一定认识那女人，结果他把事情搞得更糟。卡蒂要韦恩当晚离开家，好让她有时间想一想。第二天，韦恩打电话问他是否可以回家。在婚姻生活中从没有感觉到过自己有这么大影响力的卡蒂要求去做咨询，在他们做第一次咨询之前，她拒绝韦恩回家。

在咨询开始的时候，我谈到宽恕的治疗作用。这个建议激怒了卡蒂。她指责我站在罪恶和不公正一边。然后她说这是"男人的事情"，也许她应该找一位女性咨询师。她最后宣布说："我不会放过他的，直到他为他的所作所为付出代价！"

我顺着她的话希望得到"让他付出代价"的方式。我问："你狠狠地揍他一顿？"

"不，你看见他了。他太高大，即便是他不还手，我想我也打不痛他。"她回答说。

"你跟他要一笔罚金？"

"不，我们的钱是混合在一起的。对他的任何惩罚也是对我的惩罚。"

我继续试探："你会公开他的轻率行为吗？"

"这，也，会伤害到我，会让我感到难堪，"她回答说，显露出迷惑的神情。

宽恕的哲学

人们总是把宽恕看做是使他人受益。但正如一位作者写道的，宽恕并不仅仅是一个"友善的姿态，可以让那些干了卑鄙或愚蠢行为的人摆脱窘境。"相反，你给了自己一个有价值的礼物。它让你送走过去并开始未来。如果心里总是填满怨恨，那你的心灵就成了情绪的火山口。长期怨恨会毒害你的心灵。

宽恕在改变的过程中是重要的。同一个你怨恨的伙伴、朋友或是同事建立健康的关系或解决一个问题是一件非常困难的事情。如果你不能宽恕，你会使自己陷入很痛苦的感觉之中，会失眠，会错过生活的乐趣。

要做到宽恕对方，你必须放弃不现实的期待，期望他或者她是一个完美的人或者总是讨你喜欢。在人际关系上，如果你的伙伴他原本就是那样的一种人的话，你也许为此而生出怨恨来。如果你不能宽恕，很有可能你会用指责或操控来处理问题。

在公正和赔偿的信念下，你想要做什么？在《有关宽恕的一本小书：挑战与冥想，为想要宽恕者》一书中，Patrick Miller 博士将报复称之为"心灵之垃圾食品"[3]。垃圾食品使你感到舒适有时甚至是快感。但如果你吃得过多，你的体质会下降。同样的，报复可能一时痛快，但长远地看，它会破坏你的好品质。

如果一位朋友过去曾经严厉地指责过你，而现在刚好犯了一个愚蠢的错误，你会怎么做？你可能会报复。这样的反应是可以理解的。然而，除非你期望完美，这时你正在让自己进入下一回合比赛。在这场比赛中，你已经赢了，他不可能再对你进行还击了。然而在这同时，你就给你的人际关系增加了新的创伤。但如果你不选择利用这个机会优势，你便能够树立起你的声誉，你可以避免在人际关系上增加新的伤害，而一些旧的伤痕也许会痊愈。我并不是说你应该被动地让步。注意到这个错误就可以了。你可以去培养你们之间的关系。在提到这个错误时，你可以以宽容的姿态来缓解你朋友的内疚感。这是一个困难的，甚至是反常的选择，但这却可以给你未来的人际关系带来好处。

宽恕包括放弃受害者心态。当你觉得自己是一个受害者，感觉着正义的愤慨时，你获得力量和激情，那是你可以获得的很强的快感之一。有些人需要在心中保留一份他们受到不公正对待的记录列表，这可以使他们感觉到自己有力量和有动机，同时这还可以遮掩他们自己伤害过他人的那些错误。但是宽恕会彻底删除这张列表，显示出自身需要解决的一些问题。

宽恕并不意味着允许别人毫无顾忌地侵犯你。你要学会如何建立边界，保护自己的权利，抵御他人的操控。宽恕，是要让过去了的事情过去，绝不是要阻止你保护你自己。

宽恕你自己

有时你会发现宽恕自己比宽恕他人更困难。在自我宽恕之前，先要或含蓄或公开地承认你什么事情做错了。骄傲会妨碍你承认错误。认为你自己是完美的或相信你的过错是特别的，认为你是与众不同的，这是傲慢自大。当你的错误似乎大到无法宽恕时，你也许会感到如果宽恕自己你就会失去什么东西。不过，你应该为了你爱的人而宽恕自己。自我憎恨不会使你成为一个让人感到愉快的伴侣。当自爱受阻时，只有宽恕过去的错误，才有可能进行必需的康复治疗，你才能够重新爱你自己。

自我宽恕意味着你必须承担责任和承诺改变。否则，那就是纵容肆无忌惮。如果你不承诺承担责任并对你自己将来的行动负责，那么宽恕就毫无意义。我并不是说，如果你重复同样的错误是不可原谅。不管怎样，至少你打算要做出改变，否则，宽恕最终会变得毫无价值。

当我在海军服役时，我认识一个水手，他总是不加保护地进行性行为。在地中海的那些港口城市里，他经常感染上性传播疾病，但这对他来说不是问题。他简单地去到舰上的医务室打一针青霉素。他养成了一个习惯，每次无保护的性交之后，他都打一针作为预防。最后，他发展成对青霉素过敏！

在不打算做出改变的情况下，自我宽恕同样地可能会失去它的效果。像那位水手一样，自我宽恕的滥用者将会发现，其治疗效果消失了。宽恕自己同宽恕他人的过程是一样的——从哀伤开始。

回到卡蒂和韦恩的案例上来。我帮助卡蒂承认了她丈夫的轻率行为使她丧失了很多东西。我暗示，任何丧失都需要经过适当的哀伤处理过程。我对她说，如果她愿意，我可以帮助她完成这一哀伤处理程序。卡蒂首先从列出发现韦恩的风流事给她造成的丧失开始。她的丧失包括对丈夫的信任、信赖、尊敬，她的自尊、安全感和保障感，没有忧虑，感情吸引、性欲望、爱、亲昵行为，承诺，激情、没有瑕疵的婚姻、家庭感、自信和力量。

在进行哀伤处理的这些步骤时，卡蒂承认，在这种情形下，她没有能力阻止这些丧失。不过，她还是不愿意接受放弃怨恨的建议。她咬着牙说："我还做不到不愤怒得发狂。"

"我理解，"我说："你还没有准备好处理哀伤。愤怒是你的丧失的一部分，但它妨碍哀伤处理程序的进行。愤怒的情绪常激发人去做些什么，去解决问题，或是克服一种阻碍。它是活跃的。而哀伤的情绪是被动地接受一个丧失，是去感受悲伤，不是想做或有能力去做任何事情。"

后来，卡蒂认为她已经准备好了可以进行哀伤处理了。我给她的指导是，将她的丧失清单重新排列一下，将那些引起最强烈情感的丧失放在最前面。她把信任的丧失放在第一位，说它影响了她的列表上的每一项。我指导卡蒂从信任开始让自己去感受悲痛，包括感觉悲伤和流泪，如果可能的话，每一天都进行这一过程，直到有一天当想到丧失时她的情感不再那么强烈为止。然后她再对列表上的第二项进行哀伤处理。一直到她能够把这件事看做是生活中无法改变的事实而谈论它时为止。这一过程大约用了 6 周。这时候，卡蒂已经处于适当的情感状态，可以开始宽恕程序了。

一个破裂了的家庭

米尔德里德一直在躲避她的破裂了的家庭，但她意识到，现在她需要他们。她正在离婚，处于经济困难时期。她请求她的妈妈帮助她，让她回家。就像浪子回头的寓言故事一样，她的妈妈欢迎她回来。和寓言故事一样，她的兄弟姐妹们非常不满，向他们的妈妈施压要赶走她。

5 年前，他们的父亲去世了。在那之前，他已经和他们的妈妈离婚了。他住在米尔德里德和她丈夫所住的同一个小城中。他写了一份遗嘱，把很大一部分遗产给了米尔德里德。此外，还有一些下落不明的金钱，那是米尔德里德的两个姐妹和一个兄弟在调查房产时发现的。米尔德里德宣称自己是清白的，她说，是即将成为前夫的丈夫在管理父亲的生意。她的父亲死后不久，米尔德里德和丈夫开始经营一项生意，这项生意需要几十万美元启动资金。这生意后来失败了，她的丈夫走了，她没有钱可以拿来归还她的兄弟姐妹们。

她的三个兄弟姐妹利用情感要挟他们的妈妈重新考虑对米尔德里德的帮助。比如，他们说："如果她搬回你家里，我们让孩子们去看你的时候我们会很不愉快。"米尔德里德的妈妈很生气，但也被吓住了。她的孙子们是她生活中的乐趣。她陷入情境抑郁症。她的孙子们也很苦恼，不明白为什么禁止他们去祖母家。事情陷入一片混乱。得意、愤怒和固执阻碍着这个家庭中的所有的人想办法解决家庭问题。

米尔德里德、她的妈妈和她的两个姐妹同意开个家庭会议，但吉姆，他们的兄弟不同意。姐妹们愿意尽她们所能使她们的母亲摆脱沮丧。第一次家庭会议的结果是，理论上，姐妹们愿意宽恕，但她们的情感使她们对给以宽恕很矛盾。

第一个需要克服的障碍是要让姐妹们承认，在进行报复或要求归还金钱的同时还想要减轻她们母亲的痛苦是一种没有希望的主张。要求她们放弃这个希望似乎对她们是不公平的。家庭会议没有得出什么结果，但大家同意继续解决问题。我告诉他们，把她们的丧失列出一张表，并对这些丧失进行哀伤处理。四个女人都遵循了这些步骤，用几个月的时间进行感受悲伤的程序，这是治疗她们家庭关系的至关重要的程序。她们的兄弟最后也和家人重新和好了。不过尽管邀请他回家短暂地呆上一会儿，但他还是拒绝参加家庭聚会。他的孩子们和他的妻子在他回归家庭上起着重要作用，但他还是愤怒和怨恨不已。

因为你是人，所以犯错误是难免的。如果没有宽恕，爱会受到损害，迟早，怨恨会破坏维系一对夫妻所必需的关爱。你还可能会危害到工作关系。在某些工作环境中，你可以不关心你的同事，但你十分在意团队的成功。不管怎样，通过哀伤和宽恕程序将过去的心灵上的创伤和怨恨搁置一旁是明智的。你必须先做完这一步骤，才能处理眼前的问题。你不要使自己处于一种长期的受害者状态，总是不忘你的对手先前的行为对你的伤害。

社会似乎喜欢授权受害者去促进公正的事业发展。尽管强大的寻求报复的受害者们增添了更多的受害者，但这一循环依旧继续着。这是一个"受害者的时代"，在这个时代里，更多的群体寻求被纳入此行列。被归类为受害者的人或群体期待着一种额外的机会或补偿。而这样的机会通常会增加更多的受害者。在婚姻咨询中，在我和一对夫妇第一次面谈时，通常，双方都竭力向我证明他或她受到了更大的伤害，并且希望从这种受害者身份中获得某种有利条件。在解决社交问题——也许社会问题时，用爱和宽恕而不是怨恨和报复的方法，你可能会更好地解决问题。

列出丧失

列出丧失是哀伤处理进程中十分重要的部分。被排除在你的列表外的丧失会导致哀伤处理过程不完整，这是情绪反复的原因。不过，要把所有的差别不大的丧失都考虑到是困难的。大多数人在哀伤处理过程中，都会觉得他们通过哀伤程序处理掉了他们的丧失，只是他们的痛苦后来又重现了。下面是一个丧失列表样本，它可以促使你思考如何列出自己的丧失。

负面的工作表现评审引起的丧失

- 工作安全
- 自尊
- 对你的配偶的坦诚
- 你的主管的信赖和尊敬
- 信任
- 自信
- 骄傲
- 对自己判断力的信任
- 财务自由
- 生产效率
- 与同事的友情
- 享受公司的社交活动
- 性欲望
- 睡眠和娱乐

离婚引起的丧失

- 友情
- 亲密
- 爱情
- 财务安全
- 社会地位
- 自我价值感
- 自豪
- 教会和社区声望

- 共同的朋友

- 家庭

- 来自你信任的人的反馈意见信息

- 欣赏

- 未来的梦想

- 认可

- 物质财富和金钱

性侵犯引起的丧失

- 自我价值感

- 与家人的关系

- 青少年的正常的性发现

- 成人的正常的性生活

- 健康的亲密关系

- 对自己判断力的信赖

- 对他人的信赖

- 生活质量

- 要孩子的愿望

- 纯真

概　要

你需要通过哀伤处理你的所有丧失。适当的哀伤感受有助于你接受丧失并从丧失中恢复过来。当你丧失了某种有价值的东西时,哀伤是一种通用的愈合程序。成功的哀伤处理还有赖于对与丧失有直接关系的人给以宽恕。宽恕是为了你的利益,不一定给你所宽恕的人带来好处,尽管他们可能同时会受益。

第五部分　成熟

图表17　成功地处理生活中的问题

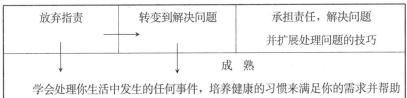

放弃指责	转变到解决问题	承担责任，解决问题 并扩展处理问题的技巧
	成　熟	

学会处理你生活中发生的任何事件，培养健康的习惯来满足你的需求并帮助你做到情感平衡，建立目标以实现你的个人现实，这个个人现实十分接近于你所观察到的你的世界里所发生的事情，做更多的选择训练，并且愿意去改变。

那些选择了尽可能减少自己责任和尽可能扩大他人责任的动机的人会累积起苦恼。将要发生的问题继续得不到解决，苦恼就大量囤积起来。摆脱这泥潭的方法是放弃指责。当你这样做了之后依然还有未被解决的问题存在，你会体验到不愉快。这种不愉快会激发你去解决问题，这会使你成熟起来。

如果你选择承担责任的动机，你可以解决你的问题并增加你的成熟度。成熟是指你能够成功地处理产生于一个特定客观环境中的问题。你学会处理的事件越多，你就越成熟。通过成功地处理你的客观环境的实践，你开始生活得更接近现实。你修正你的个人现实，使其与你经历着的新的现实更加契合。

第十九章　通过管理你的动机发展技巧

目标：你确立一个完整而简便的方法来制定你的反应，管理你的动机。

在这个问题上，你面对着的是一大堆似乎要淹没你的信息。这一章将帮助你简化和使用你已经学到的东西。图表 18 是动机和行动计划，它概括了本书的重点，并且概述了处理可能引起你注意的大多数事件的步骤。在利用这个动机和行动计划时认真看一下使用说明。

图表 18　动机和行动计划

1. 发生了什么?（到底是什么使你烦恼或担忧，或者是引起了你的注意?）	
2. 你怎样(分析一下你对那个事件的反应，你会怎么做，以及你的行动对你的影响)： A. 思考 B. 感觉 C. 期待 D. 想要的结果 E. 想要做什么 这个行动是增加还是减少了你的自尊，或者什么都没有改变?	3. 与所发生的事件相关联、支撑着你的信念和准则的思想、感情、期望和抉择的是什么?（说出一个信念，根据这一信念，你对该事件做出的反应看起来是合理的）。
4. 可能会挫败你的目标的那些动机：安全保障、维护人际关系、个人利益、多余的责任感、降低责任或者放弃。（圈出此刻控制着你的行为的动机，制订一个计划来管理这一动机）	5. 当你的行动没有成效时： ·改变或者管理那个动机 ·制定一个新的行动方案 ·设想一个新的结果 ·改变一个限制了自我的观念 ·调整或学习应对 ·想出绕过障碍的方法 ·接受损失或痛苦

1. 描述一下所发生的那个事件。这也许会显示出要解决的问题、要做出的决定或要追寻的目标。一定有什么事物夺取了你的注意或你的关注。它究竟是什么呢？

2. "动机和行动计划"中的第二个问题间接地指的是你的想法、情绪和期望，而这些想法、情绪和期望是由那个事件、你希望的结果和你决定下一步做什么而产生的。你的行动影响到了你的自尊吗？一定是什么事情错了，你可能受到了不公正的对待，被漠视，被贬低，或受到某种方式的伤害。你要用什么样的行动计划来应对这一事件？

3. 列出支撑着你的想法、情感、期望和决定的那些信念和准则。正是这些信念和准则绘成了你的现实图，它们形成一间小屋，在这间小屋中，你运用你的功能应对你的人生。现在形成让你的决定和行为看起来合理的一个信念。

4. 识别出你现在的动机。你的安全感依赖于一个有用的个人现实图。你的动机是去证实这一现实图，也许还有与你的信念和准则相一致的其他共生动机。意识到动机所属的类型有助于你的选择。为平衡情感，至少你要在用于维持关系的精力与维护个人利益的精力之间做到大致平衡，这很重要。尊敬这个人而忽视另外一个人是会产生问题的。当心理危机发生时，要进入负责任地解决问题的心理状态，但同时要避免会造成挫败自我的责任感，如严厉的自我批评，或者是承担应由别人负责的问题。要避免你想要减少自己应承担的责任的动机，不要扮演受害者的角色。在你感到无望并准备放弃时，首先你需要确认你已经穷尽了所有可能的解决办法。只有在看不到任何缓解、减轻的可能时，才是哀伤的时候。但是，在放弃之前，认真考虑一下第五项中的行动。

5. 如果使用这种方法并没有什么效果，或者其后果是降低了自尊，那就重新考虑你的选择。你的可选项包括改变动机，设计一个新的行动，建立一个新的目标，或者改变制约了自己的信念。所有这些可选项都意味着需要改变。有时，问题是无法改变的，但是你也许可以缓和它，对付它，或者想办法绕过它。有一句老话说，如果在你要翻耕的垄沟里有一个树墩，就绕过去。如果你绕过去而不是企图征服它，生活就会变得比较容易。如果处于完全无望的情形中，就让步或放弃，然后接受它，并且进行哀伤处理。

培养婚姻

埃迪和梅里结婚已经十年了。在他们情爱关系的初期，梅里给埃迪的生活带来了欢乐和兴奋。他那时迷恋她的天真率直。埃迪的职业很有成就，那是由于他乐于长时间工作。他是一个有条理的和坚决果断的人。埃迪对自己的表现提出很高的标准，并且对别人也抱着很大的期望。朋友们揶揄他的完美主义和他的做派。但他认为，他做事的方式是唯一正确的方式。

梅里是一个让人感到愉快的人。她迷人，友好，还很有趣。她爱说话，总是很兴奋。她最恐惧的是被拒绝，她最大的问题是不承担责任。梅里过于相信自己的感觉，而不相信逻辑。当她弄糟一件事的时候，她就取笑自己的错误，并且让别人也笑她。当别人不觉得有趣时，她就利用魅力使别人宽恕她，或者哭哭啼啼，显得很可怜。梅里在埃迪提供的环境里感到很安全。

埃迪是在梅里愤怒地搬出他们家之后来寻求咨询的。对埃迪来说，失去控制的情形是很少发生的，他觉得眼下就完全失去了控制。他很急迫，因为梅里离开的时候说："我要去见律师，对我来说一切都结束了。"

"发生了什么事，导致你的妻子离开家？"我问埃迪。

"我不得不从我们先前的婚姻生活开始说起。我妻子在金钱上对我撒谎。每个月我在我们的家庭账户上存一些钱，而且比我们所需要支付的要多一些。几年来她一直在透支账户。我能控制住这事。但近来她无法支付某些账单了而且还不告诉我。我们的信誉受到损害。然后我又发现她开了她自己的银行账户。我大发雷霆。"

"你认为出了什么事情？"

"她不爱我。"

"对她的行为你有什么感受？"

"我感到愤怒，失望和被漠视。"

"你预料接下来会怎样？"

"我认为她会继续欺骗我。"

"你寻求怎样的一个结果？"

"阻止她挥霍我的钱。"

"你打算怎么做?"

"我已经做了。我拿走了她的支票簿,从家庭账户上撤销了她的名字,把支付账单的事情转交给了我的秘书。"

"在应对这个局面的时候,你对这个事件的看法在影响着你。你怎么看所发生的这件事?"

"首先,这钱是我挣的,我有权利按照我认为合适的方式处置它。其次,我的看法是,她会胡乱花钱让我破产,然后离开我。"

"每个人都有保护他们自己信念的需要。看一下这个动机列表,坚持你的信念的同时,选出符合你的动机。"

"我想要报复她。我要让她对自己所做的事情后悔,我要让她感到很不舒服。还有,我对她几乎已经不报什么希望了,我对她的所作所为感到愤怒。"

我要求埃迪带梅里一起来咨询,但第二次他自己单独一个人来了。梅里告诉他,她不准备做婚姻咨询。我解释说:"在健康的婚姻生活中,夫妻双方权力的天平并不一定非得是平等的,但是每一个人都必须拥有足够的影响力,使得他或她不至于逐渐地积累起愤怒和怨恨。当愤怒积累起来,而这个愤怒不已的人又没有直接的权力,这个人也许会以被动攻击的方式来间接地表达他或她的情绪。从你的描述中,我能够猜想到在你们婚姻生活初期,梅里通过她的美丽和魅力握有权力。你们目前的关系听起来更像是父母和孩子之间的较量。你通过金钱握有权力,当你加强这种控制行为时,她就以不负责任来对抗。她暗地里较量,就像那个秘密银行账户。"

"看来,你的问题是如何处理好家庭财务,不要让梅里觉得像是个失败者。与失败者生活在一起会很沉闷。这件事情取决于梅里是否想要继续维持你们的婚姻。"

我给了他一些有关枝节行为的资料要他回家看看。枝节行为是指对于解决问题没有什么重要意义,但总要做点什么的行为。埃迪再来时说,他看了那些有关非本质性行为的资料,但他不能利用这些信息找到他的婚姻危机中的任何枝节行为。

"你指责梅里乱花钱吗?"

"我当然指责她。每次她搞糟了我们的家庭财务状况时我都当面说她!"

"你的指责有用吗?"

"没有用,但我不能什么都不做。"

"你知道指责一直无效。你是对的,什么都不做是会有风险的。你不知道该做什么,但你知道不该做什么。指责是一种枝节行为,它没有用,而且它还会使梅里产生其他的问题。我可以告诉你解决问题的一些其他选择——合作解决问题,如果梅里想要解决问题的话;如果她十分抗拒的话,就谈判。你知道,信念会阻碍你的使问题得到解决这个目标。你一直在声称一个基本信念,说是你挣的这些钱,你有权利决定怎么花这些钱。如果这就是你的信念,那么合作解决问题和谈判都不会奏效。如果你不赞成这样的结果,你有权力不理睬它们。你明白这个方法了吗?"

"医生,你把我说得像个恶魔。我痛恨这样。我只不过是想要维持我的家庭财务状况良好。"

"你认为梅里会把你看成一个恶魔吗?如果她在家里很少或者没说过这样的话。"

"我认为她现在就是这样看我的。但我不能让她乱花钱。"

"埃迪,你来做一个明确的选择吧。你可以表示愿意谈判,这需要妥协让步;你还可以运用你的权力,你认为那是你的权利,同时承担让梅里证实自己的恐惧是正确的风险。你们的问题是相互之间不信任,当信任度降低时,你们想通过控制来保护你们自己——你是通过控制家庭决策权,而她是离开家。换句话说,你可以着力于改变你十分珍视的基本信念,或者你就做好准备同你同样珍视的那个女人永远分手。"

处理你的忧虑

玛丽 57 岁。她的大多数朋友都认为她是个善良的女人,是一个非常正常的人。但她家庭之外的人不了解的一个特征是她现在被焦虑弄得焦头烂额。她来咨询她应该怎样处理她的焦虑,首先是她儿子的迫在眉睫的离婚。不过,她咨询的主要目的是如何处理她的习惯性焦虑。尽管她宣称是来寻求帮助的，但她很抗拒。她说："等一等，你的话好像是在期待我放弃我所有的忧虑？"

"你想要保留哪些忧虑？"

"我从来没怎么想过这个问题。我不知道，但如果我放弃所有的担忧也许会使我变得很无情，像个坏人。"

"玛丽，你已经把忧虑当成你的一种信念了。"

她必须改变她的自我限制的观念，懂得什么是健康的行为。玛丽接受了指导，对信念提出疑问并改变信念。她有背叛的感觉。"我的母亲比我有更多的忧虑，她告诉我那是因为她爱我和我的兄弟姐妹。"

另外，我还告诉她具体的方法如何来控制忧虑。忧虑是没有任何益处的。你为什么忧虑？它能够导致问题的解决或者帮助你弄清问题吗？不大可能。忧虑是一些不断重复的强迫性想法，除了导致不安的情绪之外什么用都没有。忧虑干扰了你的睡眠，妨碍你做出更富有成效的努力。但大多数焦虑者觉得他们是在做一些有价值的事情。他们认为，忧虑可以神奇地解决部分问题，而且如果他们不为一个重要的问题而担忧的话就会感到内疚。如果你属于忧虑型，当家庭成员陷入麻烦时你不去担忧，你会有背叛感。

往往，你忧虑一些你没有办法改正的事情。意识到这一点有助于减少忧虑。当你凌晨 2 点清醒地躺在床上，你也许可以提醒你自己，再次地考虑这个问题你还是没有能力去影响明天可能发生的事情。如果你认为，再次审视这个问题也许可以找到一个解决问题的办法，你是不会感到无能为力的，即便你确实是无能为力的，你的担忧是有理由的。

如果你长期处于焦虑状态，减轻焦虑干扰的方法是，把焦虑过程限定在一个特定时间段内。不能设想严重的焦虑患者一下子全部放弃他们的强迫性思考。但是，他们可以限制他们的忧虑时间段，比如说固定在傍晚的 5：00 到 5：15 分之间。一旦开始就每天进行这一程序。你可能会认为，你的所有的担忧不可能在 15 分钟之内结束。事实上，持续不断地连续进行 15 分钟是困难的。你什么都不要做，只是为你担心的事情焦虑。独自坐在一间屋子里，全神贯注于每一项焦虑，在这个短暂的时间里让焦虑释放。如果在早上 10 点钟，心里忽然冒出一种焦虑，就把它记下来留着以后去考虑，但不要让它更多地分散你的注意力。你可以以后去关照它。

在做这样的练习时，你要遵循的原则是在什么时间去焦虑而不是被焦虑控制住。当忧虑不请自来地整天缠绕着你，你觉得你被自己的思虑控制住了的时候，那时的压力更大。

动机和沟通训练

在培养人们学习沟通时，我有时会遇到一些人的阻抗，他们过去在冲突中一直处于主导地位。他或她不喜欢平等化，这种平等产生于让所有的人注意他们自己的行为。老板、夫妻中占主导地位的一方或父母习惯于处于控制地位，尽管那显然并不总是很有效。下面是一对父子进行咨询的例子。

我和班尼与他的家人一起进入咨询已经有几个星期了。他的妈妈和姐姐来参加了一次家庭咨询，但他的父亲没有来。埃文斯先生拒绝参与班尼的治疗。给班尼安排的是个体咨询。当我走进候诊室时，班尼的父亲站了起来并伸出了他的手，我也伸出手去。他握住我的手，我觉得有点过于用力。他又向前迈了一步，离我更近了一些，说："我要先和你谈一谈。"

在我的办公室里，埃文斯先生用力地把一张很大的厚重的扶手椅拉到我的面前，离我只有2英尺远。"你不会是在教我儿子认识什么是现实吧?"他问，但不等我回答，他又说："除了其他的所有那些麻烦，昨天他又得了一张超速罚单。那是现实吧? 我认为你对他不够强硬。我没有看到任何变化。"

"埃文斯先生，我知道你必定会因为班尼的又一个错误而恼怒。我来解释一下我的角色，我更像是一个教练。我要做的是找出一个人的生活中是什么地方出了问题，然后培养他们处理那个问题的技巧。我没有任何权力让人们做他们不想做的事情。我认为我能够帮助你学会同班尼谈话的方式，这会使他愿意倾听并且开始理解你的出发点。如果班尼能够倾听你要告诉他的话并且从中受益，你愿意吗?"

除了赞同之外，他还能做什么? 我把班尼带进我的办公室，指定不同的椅子代表不同的动机，然后简要地解释了每一种动机。然后我要求埃文斯先生告诉我他想要对他儿子说的话，暗示我会帮助他确定恰当的动机。"班尼，我警告你，如果你再给这个家制造麻烦，我就收回那辆车，只要在我的家里，你就别想再开车。"他愤怒地说。

我示意他走到受害者动机的位置上。埃文斯先生读了卡片上描述的角色后大声吼叫着说："这不是我。我是在解决问题。那个在哪儿？"

"解决问题的卡片在负责任的椅子那儿。到那边去，读读有关它的描述，看看是否符合。"

"嗯，对，这儿是我——负责任。"

"促使问题得到解决的方法之一是确定你想要的结果，然后制定必要的步骤或行动去实现它。你想要个什么样的结果，你心里打算怎样做？"

"我想要的结果是他能改邪归正，但如果他不改邪归正的话，那我跟着就会采取行动。"

"埃文斯先生，这听起来依然像是你处于攻击性受害者动机中。负责任地解决问题的意思是，你承担责任采取新的行动。在受害者动机中，你把所有的责任推给别人，如果他们不承担责任，你就惩罚他们。"

埃文斯先生这一下更愤怒了："你在我儿子面前耍弄我。我不是非得受这个。过来，班尼，我们走！"

这是一个很棘手的案例，但这个故事有一个完满的结果。埃文斯先生的保险公司又让他回到了我这里，因为在这个城市中我是他的保险计划中的唯一服务提供者，为此我得到了第二次机会，尽管他并没有马上来。6个月以后他来了，因为他的妻子要求他搬出去。她去找了律师，打算和他离婚。她告诉他，她可以对付他的怒火和想要控制一切的做法，但她不能容忍他给孩子们的心理造成危害。几天前，埃文斯对他十几岁的女儿说，在高中毕业前，她不能同任何人约会。他的妻子说，在他去看心理咨询师之前，她绝不同他讨论他回家的事。就这样埃文斯先生回到了我的办公室。

埃文斯先生看上去不再那么咄咄逼人，在说明他的情况时，他像一条挨了打的狗。他承认他并不想要我做他的咨询师，不过如果我同意不用动机角色扮演的方法，他认为我们也许可以一起努力。

"我可以不用它，"我说："但我不能保证效果。我觉得我像是个网球教练，而他的学生要求他不要教反手击，因为这很难，他不喜欢做这样的动作。你无法和你的儿子沟通是因为你总是带着你的愤怒情绪说话，你想迫使他服从。而这种动机角色训练可以帮助你思考一下你正在做的事情。"

"我现在什么都不在乎了，"他说："事情不可能被弄得比现在更糟了。"

"听上去你现在是在绝望的动机中。"当我描述这个角色的无望、孤独和无能为力的表征时，他开始流泪。在他表达了他的绝望之后，我教给他一个方法去应对这种绝望。

指导夫妻如何表达

动机沟通训练对夫妻很有效。我通常将卡片在地板上摆成两行，两两相对。表达者站在代表他们要表达的信息的卡片后面。

马丁和艾丽丝之间的关系很不稳定。两个人都个性很强，都认为自己是正确的。艾丽丝有硕士学位，是一所学校的校长，而马丁高中就辍学了。但马丁是一个很成功的家庭建设者。经常地，艾丽丝提醒马丁她的更高的学历来增强她的观点，而马丁则用愤怒来掩盖自己的缺乏信心。大多数时候，他们的争吵都没有解决问题，于是两个人就退回各自的空间。

当我们进入办公室分别坐下后，艾丽丝和马丁几乎同时开始说起来。他们说的是马丁管教他们十几岁儿子的事。在两个月的时间里，这是第三次他们的儿子艾伦晚上回家时超过了规定时间。盛怒之下，马丁决定要卖掉他儿子的车以惩罚他。艾丽丝认为这个惩罚过分了。

我把动机卡片放在他们面前。"艾丽丝，你站在表示你的动机的卡片后面的时候你可以说你想说的任何话。你也许可以从你刚才正在说的话开始。"

艾丽丝扫视了一遍她的可选项："我从我原来就喜欢的——受害者——开始。马丁，我认为你对艾伦的惩罚太严厉了，这都是出于你想要控制一切、控制每一个人的需要。你对我们的儿子太残酷无情，我不能保持沉默。"她抱着双臂看着马丁的眼睛说。

马丁站到他的受害者动机卡片后面:"见鬼,你在心情糟糕透顶的日子里才不保持沉默。我讨厌'残酷无情'这个词",马丁说:"什么叫做管教孩子?我做的这一切就是。而且,我太了解你了。如果我管教的少了点儿的话,你就会斥责说我太温和。不管我做什么事你都会挑出错来。"

我让他们继续进行了一会儿,两个人都觉得自己是受害者,都指责对方在折磨人。正当我要介入时,马丁说:"医生,我们这么做不会有任何结果。我们怎么做才是对的?"

"很好的顿悟。我相信你们两个都记得,指责会妨碍问题的解决。你们一直在做的就是指责。你们两个站到受害者动机这里是准确的。"

马丁微笑着说:"我知道受害者这个东西是个杀手,但允许我自己的情绪失控这的确好笑。"

"我知道它很刺激人的,但是马丁,我想要你转到责任动机中。我想要指导你怎么解决这个问题。我要你做你能做到的,那就是把你的注意力从情绪转到逻辑思考上去。现在从阅读这张责任卡片并重新考虑你的可选项开始吧。我们要处理的是你们的分歧,也就是当一个十几岁的孩子不遵守回家时间的规定时,最合适的惩罚是什么。马丁,我知道我刚才要求你让自己的情感服从逻辑,但现在我想要你回想你的那些情感并且把它们都说出来。"

"我觉得我的那些情感是愤怒和委屈。"

"接下来,我想要你告诉我,你怎么看所发生的事。"

马丁犹豫着,然后说:"我想,艾丽丝应该支持我而不是攻击我。我不是在指责她。我只是在说出我的想法。"

"你做得很好。现在,你认为接下来会发生什么?"

"僵局,或者是失败,"他微笑着说:"我们继续争吵并且没有任何结果,最后都累了,就停止,就像我们通常那样。"

"我希望你想出一个不同的结果,也许会使你满意的结果。"

马丁看着他的妻子:"我希望把这个争吵换成我对我妻子的爱。我希望我们两个相互像人一样善待对方。我很爱你,艾丽丝,我已经很长时间没有对你说这话了。"

"我们现在有了一个方向了。马丁,为了要实现这个目标你接下来要做什么？"

"我要做两件事。第一，我将听取艾丽丝的意见，我们应该用什么样的方式管教孩子；然后我会帮助她做个乘船航行的计划，她一直希望我们乘船去航行。"

艾丽丝站到责任卡片后面说："马丁，我愿意去乘船游览，但我不会在管教孩子的问题上做任何决定，那是你负责的领域。我认为你只是在利用航行作为一种贿赂，企图从你自己挖的坑里跳出来。"

"你们两个人所说的话听上去，不怎么和管教你们的儿子有关，更多的是你们两个人之间的关系。不过只要你们两个有相同的看法也不错。艾丽丝，你认为你是从责任动机出发在说话吗？"

艾丽丝回答说："不，我知道我刚才是在指责，不过我并不想要像个受害者似的。只是它刚才控制了我，我希望能阻止它。"

"艾丽丝，你心里希望一个怎样的结果？"

"我希望获得马丁的尊敬，我希望我们相互之间能够平静地交谈而不是怒气冲冲。我希望我们重新相互关心爱护。"

"是什么动机引出了这番话？"

艾丽丝想了一下说："我开始想是因为想要表示友善，因为那表明想避免冲突。不过这好像不太对。我想那是自利，对了——我想要享受生活。"

我问马丁他想说什么。他走到一些卡片后面说："我觉得我尊敬艾丽丝，而且那一定是健康的友善。我为我们新的关系感到兴奋。"然后他挪到受害者卡片那里说："但我担心我们不能坚持下去。我们中的一个会生气，会让另外一个烦恼，然后一切又从头开始。"

"那是你的预料，但是你想要的是什么？"我问他。

"我想要它有实际效果，重新成为一家人。"

"那为了实现这个目标，接下来你能够做什么？"

"我听说有一个诊所能够帮助我控制我的怒气。如果你把我转诊过去，我会去那里并且尽我最大努力。"作为一个心理学家，我不相信童话，但这对夫妇的结果却近似童话。

结　论

　　这本书的主要信息是指出，隐藏着的、未被控制的动机会阻挠你的意识层面上的目标。最经常发生的有害的动机是像个受害者似地去感觉和行动。在这种情况下，你尽量减少解决你的问题方面的责任，因为你不知道应该做什么。你暗中控制别人让别人来承担你的责任，而不是去解决问题。尽可能地降低你的责任、把责任推卸给别人的动机，使你处于最低的成熟水平，并且妨碍你解决自己的问题。因为受害者行为让你感觉你是对的，所以你愿意扮演受害者。

　　完全放弃这类受害者行为是不现实的。然而，增加你的能力，学会处理那些将你拖进受害者动机的事件，生活会发生真正的改变。责任动机通过三种途径照料你的生活。如果你是一个有责任感的人，你会努力进行健康的自我对话，解决问题和做出决定。在应对危机时，这个动机是必需的。

　　健康的人际关系依赖于健康的人际界限，要保护你的情感、观点和行为不被暗中操控。你必须努力做到不通过操纵别人而让自己感觉好些。尊敬和信任是维持人际关系的两个必要方面。

　　了解不切实际的期待并知道如何减少其带来的影响是成熟过程中的重要一步。不切实际的期待尤其诱人，因为它们看上去是对的，并被社会所强化。然而，正是那些期待，你的和其他人的，要对你的不必要的精神负担负责。那些期待中的一个或者多个，常常会引起人际关系中的操纵行为。

　　当你学着管理你的动机，并且去实现你的目标时，你的生活经验会获得提高。当你周围越来越多的人能够管理他们的动机，你的生活也将得到改善。

注　释

第一章

1. 最初的有关这些禁令，或"不许"的感受是在一次研讨会上，从 Dr. Robert 和 Mary Goulding 那里获得的，是他们详尽地阐述了这一概念。研讨会是在路易斯安那州的 Baton Rrouge 的"相互作用分析组织"进行的。Robert L. Goulding 和 Mary McClure Goulding："禁令、决定和重新决定"，*Tranctional Analysis Journal 6, no.* 1 (1976)：41—48.

2. 使信念受到怀疑是由 Richard Bandler 和 John Grinder 开发的一种技巧，"神经语言程式"（*Neuro-Linguistic Programming*（NLP））。这里提到的这个方法是他们的使信念受到怀疑的技巧的一个变种。Richard Bandler 和 Jhon Grinder，《再构造：NLP 和意思转变》（《*Reframing Transformation of Meaning*》）Moab, Utah：Real People Press, 1982.

3. 通过重新决定以发生改变是由 Mary 和 Dr. Robert Goulding 开发的一种技巧。我修改了他们的技巧以符合我的信念改变的需要。Mary McClure Goulding 和 Robert L. Goulding：《通过重新决定疗法来改变生活》（《*Changing Lives through Redecision Therapy*》），纽约，Brunner/Mazel, 1979.

4. Gary Craig，"阻碍问题解决的信念"，源自录像带"终极治疗专家"（*The Ultimate Therapist*，1998）。

5. Albert Ellid 和 Robert A. Harper，《理性生活指南》（《*A Guide To Rational Living*》），Hollywood：Wilshire Book Co. , 1977；Bernice Silberman 和 Wendell A. Ray，《了解情感选项》（《*Discovering Emotional Choices*》），Jackson, MS Nouveau Press.

第二章

1. 报偿的概念来自相互作用分析博弈论（transactional analysis game theory）。Eric Berne：《人们玩的游戏：相互作用分析基础手册》（《*Games People Play：The Basic Handbook of Transactional Analysis*》），纽约，Ballantine Books 1964.

第三章

1. 《你的降落伞是什么颜色？》（《*What Color Is Your Parachute*》）最初是由作者理查德·尼尔森·鲍利斯（Richard Nelson Bolles）自行出版的。从那时起，他已经出版了几个版本，其中包括由 Ten Speed Press 出版的 2006 年版本。他已经售出了 800 万本以上。

2. 我与一些不同信仰的平信徒、牧师和宗教领袖进行了访谈。这是我对他们在这个题目方面的观点的总结。我没有提到他们的名字是为了保护他们。

第四章

1. "Baugt Relationship Index"(Baugt 关系指数)是一个计算机化的关系相容度工具,发表于 1989 年。有两种版本,社会版和工作版。全国专业婚姻咨询师使用社会版,公司如联邦快递公司(FedEx)使用工作版。

第五章

1. 这个变化过程首次发表于 1990 年。James R. Baugh,《成瘾戒断:康复治疗步骤》(《 *Recovering from Addiction*; *Guided Steps through the Healing Process*》)纽约,Plenum Press.

2. William J. Knaus,《现在就做:如何不再延宕》(《 *Do It Now*: *How to Stop Procrastinating*》) Upper Saddle River ,N. J. : Prentice - Hall 1979.

第六章

1. 有关协商、合作解决问题和调解的许多信息来自法学教授 Randy Lowry 在一次研讨会上提供的,Randy Lowry 是 Pepperdine University school of law 的法学教授。

2. 合作解决问题也被称作协同解决问题。Deborah Kolb,Simmons College 的管理学副教授描述了这一方法。Jeanne M Brett 与他人合作:《做为谈判代表和争端解决人的管理者》(《 *The Manager as Negotiator and Dispute Resolver*》),华盛顿,National Institute for Dispute Resolution,1985.

3. 《谈判力》(《 *Getting to Yes*》)这本书包含许多有用信息。该书告诫说,当面对一个难对付的谈判者时,你需要强硬起来,否则就会面对风险。Lowry 论述了合作与竞争的识别这一问题。Roger Fisher 和 William Ury ,《谈判力》(《 *Getting to Yes*: *Negotiating Agreement without Giving In*》),波士顿,Boston Houghton Mifflin Co. 1981.

第七章

Taibi Kahler 和 Hedges Capers 首先发表了有关五种"内驱力"的著作。我在我的书《寻找解决问题办法之训练:在解决问题的过程中克服阻碍》(《 *Solution Training* : *Overcoming Blocks in Problem Solving* 》)中使用了这一术语。在利用 Kahler 的具有创造性的贡献的过程中,我得以了解了文化的影响力有多大。我开始思考这个影响,我发现"快一点"的需要是工业化国家特有的,它不被农业社会所了解。认识到这一点,我开始将其称为"文化期待"。Taibi Kahler 和 Hedges Capers: "The miniscript", *Transactional Analysis Journal* 4 no. 1 1974. James R. Baugh:《寻找解决问题办法之训练:在解决问题的过程中克服阻碍》(《 *Solution Training* : *overcoming Blocks in Problem Solving* 》),Gretna,La: Pelican Pulishing,1980. Baugh,《成瘾戒断》(《 *Recovering from Addiction*》).

第八章

这些个人权利是由 Maggie Lay 在 1991 年一次研讨会上提出的。

第十章

James R. Baugh,《Baugh 关系指数》(《 *Baugh Relationship Index*》),1993.

第十一章

Baugh,《成瘾戒断》(《 *Recovering from Addiction*》),第一章,"受害者概貌"是我最初关注受害者行为时的表达。

第十三章

1. 在 20 世纪 70 年代后期，我开始辅导人们采取健康的行为并把它当做一种疗法。James R. Baugh, "Therapeutic Coaching", *Transactional Analysis Journal* 11. no. 4, 1981.

2. 《积极思考就是力量》(《 *The Power of positive Thinking* 》), 是诺曼·文森特·皮尔 (Norman Vincent Peale) 的经典著作, 首版于 1952 年, 由 Prentice—hall 出版。

3. K. Goldapple、Z. Segal、C. Garson、M. Lau、P. Bieling、S. Kennedy 和 H. Mayberg: "重症抑郁症皮质边缘通路调节" (" Modulation of Cortical-Limbic Pathways in Major Depression : Treatment Specific Effects of Cognitive Behavior Therapy Compared to Paroxetine"), 《*Archives of General Psychiatry* 》61, 2004, 34—41.

第十五章

David Allen 的短语 "下一步积极动作" ("next action") 强调在解决问题过程中的步骤。这一短语向想要解决问题的人传达的信息是: 他或她需要的不是找到一个解决问题的行动, 经常地, 是需要一系列的积极行动。David Allen : 〈 *Getting thing Done : The Art of Stress—Free Productivity*〉, 纽约, Penguin Book, 2003.

第十六章

1. Baugh 关系指数提供了 16 种扰乱关系的方法。测试者经常说, 扰乱信息同和睦信息一样有用。

2. " 20/20," ABC-TV, 1998 年 8 月 14 日。

第十八章

1. Kubler-Ross 有关哀伤的大多数讨论符合虚假希望。提到的这三个领域是我认为最具有治疗意义的。Elisabeth Kubler-Ross, 《死亡与垂死》(《 *On Death and Dying* 》), 纽约, Macmilan, 1969.

2. 在这种语境下使用的这些词 "分离"、"认同缺失"、"醒悟" 和 "迷失" ("disengagement ", "disidentification", "disenchantment" 和 "disorientation"), 是由 William Gridges 创造的, 他在他的书中使用了这些词。〈 *Transitions Making Sense of Life's Changes*〉, 读本, Massachusetts Addison—Wesley, 1980.

3. D. Patrick Miller. , 《宽恕》(《 *A Little Book of Forgiveness: Challenges and Meditations of Anyone with Something to Forgive*》), 纽约, Viking, 1994.